ÜBER TIEFATMUNGSPRÜFUNGEN

HABILITATIONSSCHRIFT

ZUR ERLANGUNG DER

VENIA LEGENDI FÜR INNERE MEDIZIN

AN DER

MEDIZINISCHEN FAKULTÄT ZU MARBURG

EINGEREICHT VON

DR. ALFRED PONGS

AUS DER MEDIZINISCHEN KLINIK MARBURG
(DIREKTOR: PROF. G. v. BERGMANN)

SPRINGER-VERLAG BERLIN HEIDELBERG GMBH 1919

ISBN 978-3-662-39135-8 ISBN 978-3-662-40118-7 (eBook)
DOI 10.1007/978-3-662-40118-7

I. Theoretischer Teil.

Erstes Kapitel.

Tiefatmungsprüfungen im Menschenversuch.

Einleitung.

Als respiratorische Arrhythmie wird gemeinhin definiert jene Wellung der Sinusfrequenz, die sich darzustellen pflegt als inspiratorische Beschleunigung mit Umschlagen in ein Langsamwerden auf der Höhe oder mit der Ausatmung, in einer Wellenform, die meist dem langsamen Anstieg einen jähen Absturz auf den tiefsten Punkt folgen läßt. Fügt man hinzu, daß Stillstand der Atmung nach oberflächlicher Ein- und Ausatmung jeweils verlangsamen kann[1]; daß es eine zeitliche Verschiebung im Auftreten der Reaktion gibt, ja paradoxe Reaktionen: Verlangsamung, wo man Beschleunigung erwartet und umgekehrt[2] — so ist das Wichtigste zur Kennzeichnung bereits gesagt. Nur wird zu ergänzen sein: gleich tiefe reguläre Atmung kann graduell verschiedene Frequenzausschläge der einzelnen Atemzüge auslösen, wechselvolle Wellenbilder hinterlassend[3].

Weniger die Kompliziertheit dieser Pulserscheinungen als vielmehr die Fülle der Erklärungsmöglichkeiten ist es denn auch, die seit den klassischen Arbeiten E. Herings immer wieder zu Untersuchungen angelockt haben (ein Referat über die Literatur gibt Putzig)[4] — das Hineinspielen all der Einflüsse chemischer und reflektorischer Art auf die Zentren des Kopfmarks, ihre Spannung und Entspannung. Der Niederschlag dieser Untersuchungen ist die allgemeine Annahme einer reflektorischen Übermittlung oder auch ein Festhalten an der alten Theorie Herings: inspiratorische Beschleunigung ist Nachlassen des

---

[1]) Wenckebach, Die unregelmäßige Herztätigkeit etc. Berlin und Leipzig 1914.

[2]) Mackenzie, Diseases of the heart. London 1910. II. Ed.

[3]) v. Funke, Über minimale Schwankungen der Pulsperioden. Kongreß für innere Medizin. Wiesbaden 1914.

[4]) Putzig, Die Änderung der Pulsfrequenz durch die Atmung. Zeitschr. f. exp. Path. u. Therap. XI. Nr. 1.

Vagustonus vom Lungenvagus aus, anschließende Verlangsamung ein Rückkehren zum alten Tonus.

Die klinische Prüfung zog ihre Konsequenzen. Lommel[1]) registrierte den puls. resp. bei unbeeinflußter Atmung als Symptom von Vagolabilität; H. E. Hering[2]) ließ tief einatmen, um aus der auftretenden Beschleunigung das Vorhandensein eines Vagustonus zu erschließen; Eppinger und Heß[3]) verwandten tiefe In- und Exspiration zur Prüfung auf Vagotonie. H. E. Hering also und Eppinger und Heß übertrugen die Erklärung des puls. resp. auf den Tiefatmungsakt.

Auf viel breiterer Basis bauen sich Atmungsprüfungen auf, die Albrecht in einem geistreichen Buch „Die Atmungsreaktion des Herzens" (Jena 1910) in die Klinik einzuführen sucht. Er rückt Kreislaufsveränderungen in den Mittelpunkt der Betrachtung und erhofft die frühzeitige Diagnose von Herzmuskelschwäche. Ich berichte hier nur über das, was sich auf Frequenzänderungen bezieht. Albrecht läßt in einem Hauptversuch maximal inspirieren und den Atem möglichst lange anhalten: und schließt aus dem Erfolg des Inspirationsaktes (1. Phase) auf Erregbarkeitsgrade des Myokards, aus jedem Abweichen von der Ausgangsfrequenz während des Anhaltens (2. Phase) und nachher (Nachwirkung) auf Herzmuskelschwäche. Die für oberflächliche Atmung auch von ihm zugestandene nervöse Ursache des puls. resp. wird abgelehnt. Hier die Gründe: das Atemzentrum könnte vom Gasgehalt des Blutes beeinflußt die inspiratorische Beschleunigung machen: diese Möglichkeit läßt sich durch geringe Versuchsänderung ausschließen, etwa wenn man dem Inspirationsakt eine längere Exspirationsphase vorausschickt. Oder aber die vom Atemzentrum geleitete Bewegung übt den Reiz aus: dann ist es unverständlich, meint Albrecht, warum die Phase 2 nicht in gleichem Sinne wirkt wie Phase 1, da doch die gleichen Muskel- und Nervenbahnen beteiligt sind. Das einzig Wirksame bei seiner Prüfung ist ihm vielmehr die mächtige Blutansaugung in Lungengefäße und dünnwandige Herzabschnitte hinein, die bei maximaler Inspiration unter dem Einfluß des erhöhten negativen Druckes erfolgen muß: eine Füllungsverschiebung, die den Herzmuskel in erster Linie treffen und vom Myokard aus charakteristische Reaktionen herbeiführen soll.

Mehrere Nachprüfungen Albrechts sind erschienen. Wesener (Goldscheidersche Klinik)[4]) fand 1912 unter Beibehaltung der Albrechtschen Untersuchungsmethode — Palpation und Auskultation — in dem geschilderten Versuch die mannigfachsten Frequenzverände-

---

[1]) Lommel, Klinische Beobachtungen über Herzarrhythmie. Arch. f. klin. Med. Bd. 72.

[2]) Hering, Die Unregelmäßigkeiten des Herzens. XXIII. Kongreß f. innere Med. 1906.

[3]) Eppinger und Heß, Die Vagotonie. Sammlung klinischer Abhandl. über Path. u. Ther. 9. u. 10. Heft, Hirschwald.

[4]) Wesener, Funktionelle Herzprüfung nach Albrecht. Inaug. Dissertation, Berlin 1912.

rungen gleich häufig beim Gesunden wie beim Kranken, so daß er eine Beziehung zur Pathologie des Herzmuskels bestreitet. Putzig (Krausscheu Klinik)[1]) bringt wertvolles Tatsachenmaterial bei zur Beurteilung der Albrechtschen Versuche, aber auch des puls. resp. bei oberflächlicher Atmung. Er beschreibt als normale Frequenzreaktion bei obiger Prüfung Pulsanstieg während des Inspirationsaktes und darüber hinaus gefolgt im Dauer-Inspirium von Verlangsamung, die in Beschleunigung übergeht; und unterscheidet zwischen Gesunden, bei denen die Beschleunigung überwiegt und anderen, bei denen die Verlangsamung vorherrscht. Die Dauer der Beschleunigungszeit als Folge des Inspirationsaktes war meist ebenso lang wie der Inspirationsakt selbst. Die Verlangsamung weicht oft recht schnell der Ausgangsfrequenz. Bei einem Basedow-Patienten gab der Inspirationsakt keine Reaktion, dann trat allmählich eine kräftige, in die Nachwirkungszeit reichende Verlangsamung ein. Weniger von Interesse sind hier die Untersuchungen über pulsus respiratorius bei oberflächlicher Atmung. — Putzig gibt seine Resultate in der Form wieder, daß er die Differenz zwischen größter Beschleunigung und stärkster Verlangsamung als Spannungsgröße bezeichnet und Beschleunigung, wie Verlangsamung in Pulszahl pro Minute ausdrückt. Graphisch bedient er sich einer schematischen Darstellung, die in einem Koordinatensystem Beschleunigung und Verlangsamung mit Beziehung auf die Zeit ablesen läßt, ohne auf feinere Details einzugehen. Auf einzelne Befunde Putzigs wird wiederholt im Laufe der Arbeit hinzuweisen sein.

Was die Deutung anlangt, so greift Putzig zurück auf Tierexperimente der Literatur, deren Anordnung sich freilich mit dem Albrechtschen Versuch keineswegs deckt und kommt zu dem Schluß, daß „Nerveneinflüsse dominieren und wenigstens die Möglichkeit gegeben sei, mit Hilfe der Atmungsreaktion zu untersuchen, wie sich die nervöse Regulation des Herzens verhalte, und aus größerer Schnelligkeit der Reaktion Schlüsse auf Tonus und Erregbarkeit der Herznerven zu ziehen". — In einer späteren experimentellen Arbeit, die Putzig mit Blumenfeld zusammen 1914 erscheinen ließ (Klinik Kraus)[2]), ist es den Autoren nicht gelungen, jene Normalreaktion im Tierversuch vorzuführen. Sie erreichten lediglich die Heringsche inspiratorische Beschleunigung, die in einer inspiratorischen Dauerstellung sich konstant erhielt; ihre Deutung dieser Reaktion entfernt sich aber wieder von der Heringschen Hypothese, indem sie die durch die Atmung bewirkte Füllungsänderung des Herzens und die damit zusammenhängende Änderung des Blutdrucks als wesentliches Moment hinstellt.

Die kurze Schilderung der Albrechtschen Thesen in ihrem Gegensatz zur üblichen Auffassung des puls. resp. bei oberflächlicher Atmung — die so verschiedene Bewertung der Frequenzbewegungen hier bei ober-

[1]) Putzig, s. oben.

[2]) Blumenfeld und Putzig, Experimentelle elektrokardiographische Studien über die Wirkung der Respiration auf die Herztätigkeit. Pflügers Archiv 1914, Bd. 155.

1. Folge:

Graphische Veranschaulichung der Frequenzbewegungen.

In der Abb. I und II ist jeder Einzelpuls auf Minutenfrequenz umgerechnet. Zeitlich entspricht die Entfernung der Vertikalen $^{2}/_{10}$ Minute.

Die Abb. III und IV, auf die Einheitsgröße der späteren Folgen verkleinert, geben die Frequenzwerte in $^{1}/_{10}$ Minutenfrequenz. Die Vertikalen liegen hier $^{4}/_{10}$ Min. auseinander.

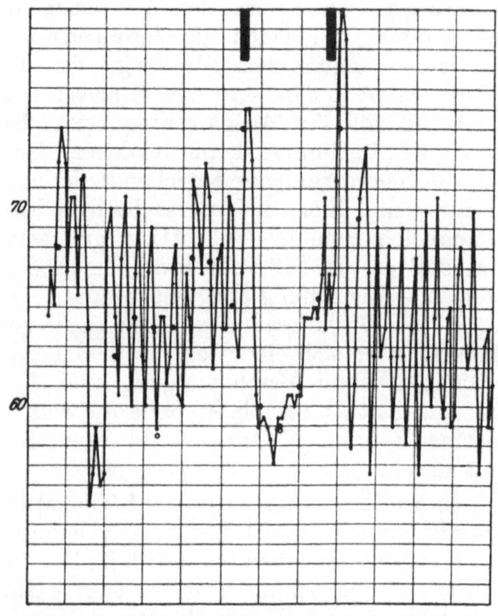

I. Puls. resp. bei oberflächlicher Atmung. Eingeschaltet ein Dauerinspiriumsversuch (D.-I.-Versuch), dessen Beginn und Ende durch schwarze Balken bezeichnet sind.

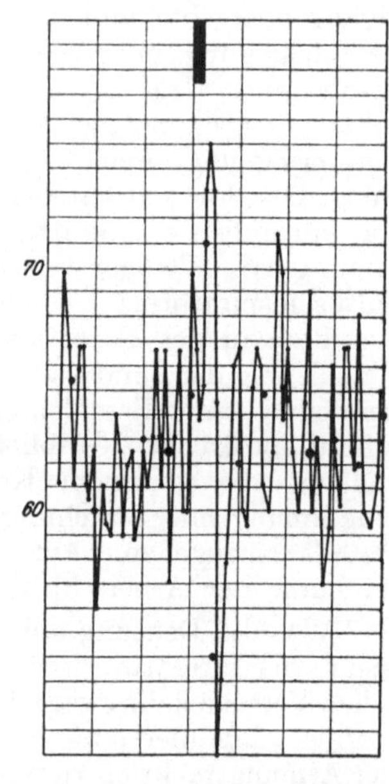

II. Puls. resp. b. o. A. Eingeschaltet tiefer Atemzug und entsprechend maximale Atemschwankung der Pulsfrequenz (M, A,). Der schwarze Balken entspricht dem Inspirationsakt.

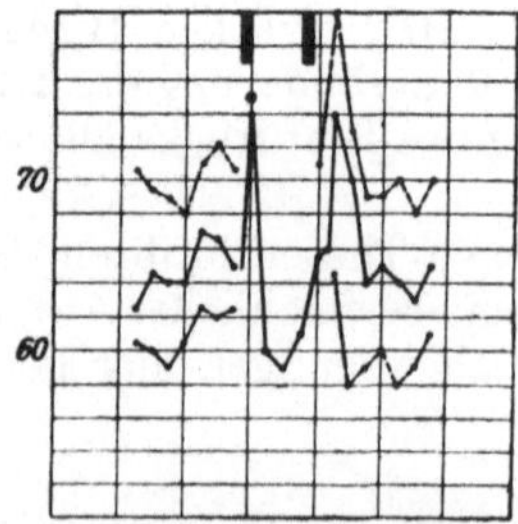

III. D.-I.-Versuch der Abb. I verkleinert und graphisch vereinfacht.

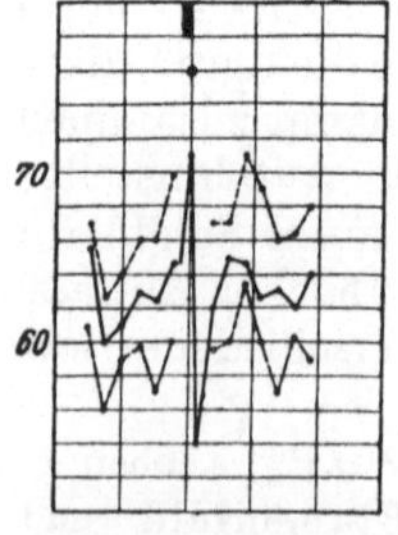

IV. M. A. der Abb. II verkleinert und graphisch vereinfacht.

flächlicher, dort bei tiefer Einatmung — gibt einen Teil der Fragen wieder, die ich nachfolgend zu beantworten suche. Werden noch immer Zweifel laut über die Natur desjenigen Reflexes, der bei oberflächlicher Atmung respiratorische Arrhythmie macht, weil hier schon heterogene Ursachen miteinander konkurrieren, so gilt das in vermehrtem Maße von jeder Tiefatmungsprüfung, mag sie nun in einfacher tiefer Respiration bestehen oder in irgendwelchen Modifikationen. Auch die am besten gestützte Hypothese Ewald Herings der inspiratorischen Beschleunigung vom Lungenvagus aus würde sich gesellende oder widerstrebende Wirkungen anderen Ursprungs verlangen, wollte man sie zur Erklärung heranziehen. Zu alledem kommt ein gewisses Versagen des Atropins gegenüber den Tiefatmungsausschlägen, wo wir doch gewohnt sind, den puls. resp. bei oberflächlicher Atmung schon nach geringen Dosen schwinden zu sehen: und immer weiter wird das Feld der Möglichkeiten. Der Sympathikuseinfluß, wie ihn H. E. Hering[1]) angibt, rückt auf den Plan, ja rein automatische Frequenzbewegungen finden sich im Repertoir physiologischer Versuchsergebnisse. Von hier ist der Schritt nicht mehr weit zu jener Differenzierung verschiedener Phasenwirkungen, wie sie Albrecht für seinen Hauptversuch verlangt. Neu also erhebt sich die Frage: was bedeutet für Tiefatmung der inspiratorische, was der exspiratorische Frequenzausschlag; und wie sind jene Abweichungen von der Ausgangsfrequenz zu werten, die bei inspiratorisch angehaltenem Atem in Erscheinung treten. Alles das ist in erweitertem Sinn respiratorische Arrhythmie. Theoretische Grundlagen und klinische Beziehungen dieser Art von puls. resp. zu klären, ist ein erstes Ziel dieser Arbeit. — Es ist in den folgenden Untersuchungen das entscheidende Gewicht gelegt gerade auf die Tiefatmungsprüfung eines Dauerinspiriumsversuches ähnlich der Albrechtschen Anordnung, weil sie konstantere, ergiebigere Bedingungen schafft und sich im Tierexperiment leichter nachahmen läßt, überdies in ihren Ergebnissen auch über die einfache tiefe Ein- und Ausatmung aufklärt.

Eine zweite Aufgabe stellt der Valsalvasche Versuch. Die Erweiterung des Begriffs „respiratorische Arrhythmie“ darf nicht Halt machen bei dem Geschilderten: alles, was irgendwie am kleinen Kreislauf angreift, gehört hierher, und da ist der Valsalva die vornehmste Prüfung — eine Prüfung, die die gewaltigsten Ausschläge liefern kann, die wir an kurzzeitigen Kreislaufveränderungen überhaupt erleben; der Müllersche Versuch tritt an Bedeutung zurück. Die wenigen Worte, die Albrecht, befangen in seiner muskulären Theorie, der Valsalvaprüfung widmet, werden nicht entfernt den Schwierigkeiten gerecht, die sich der Beurteilung dieser Frequenzausschläge bieten. Aber auch das, was sonst an Arbeiten über den Valsalva in der Literatur vorliegt

[1]) H. E. Hering, Über die Beziehung der extrakardialen Herznerven zur Steigerung der Herzschlagzahl bei Muskeltätigkeit. Pflügers Archiv, Bd. 60.

[Sommerbrodt[1]): Heringsche inspiratorische Beschleunigung die Ursache des Frequenzanstiegs; Knoll[2]): der Frequenzanstieg im Valsalva = zentripetale Erregung von Herzvagusfasern infolge Herzkompression; der Frequenzabfall nachher = postanämische und dyspnoische Erregung der Medulla oblongata] bringt keine endgültige Lösung. Wenn ich in einem Anhang auch die respiratorische Arrhythmie, wie sie im Valsalva zutage tritt, theoretisch und praktisch auszuwerten suche, so bin ich mir wohl bewußt, mehr durch ein reiches Tatsachenmaterial zur Deutung beizusteuern, als alle theoretischen Fragen voll zu erschöpfen. Was ich an Theoretischem beizutragen vermag, erwächst ganz vorwiegend aus den Ergebnissen des Dauerinspiriumsversuchs, dessen Anordnung auf die Valsalva-Betrachtung vorbereitet. Daher auch das Zurückdrängen des Valsalva-Beitrags auf einen letzten Abschnitt.

Die Wahl der Prüfungsarten ergibt sich zum Teil aus dem bereits Gesagten. Die Prüfung mit einmaligem tiefen Atemzug, der eingeschlossen ist in die Folge normaler oberflächlicher Atmungen, schlägt die vermittelnde Brücke zu den älteren Arbeiten über puls. resp. Ich betone ausdrücklich, daß respiratorische Arrhythmie bei oberflächlicher Atmung („puls. resp. b. o. A.") oder allgemeiner gesprochen bei unbeeinflußter Atmung nicht Gegenstand der Arbeit ist, sondern lediglich Tiefatmungen. — Diese erste Prüfung nenne ich die Prüfung auf die maximale Atemschwankung des Pulses („M. A.").

In das spezielle Gebiet Albrechtscher Untersuchungen führt hinein eine Nachahmung des Albrechtschen Hauptversuchs: tiefe Einatmung mit folgendem Dauerinspirium = D. I. v. („Dauerinspiriumsversuch") — nicht freilich einem Dauerinspirium solange der Patient es eben auszuhalten vermag, sondern in Beschränkung auf höchstens 18 Sekunden (s. später).

Zur Technik der Prüfungen ein kurzes Wort. Die Wahl gleicher Bedingungen ist selbstverständlich. Der völlig ausgeruhte Patient wird im Liegen untersucht. — Es gilt wirkliche Maximalausschläge zu gewinnen. Dem muß auch die Geschwindigkeit der Ein- und Ausatmung angepaßt sein. Man macht das Tempo der Ein- und Ausatmung eines tiefen Atemzuges zweckmäßig den Patienten vor: einen Inspirationsakt von 3—4 Sekunden Dauer, ein etwas kürzeres Exspirium. Wiederholte Prüfungen der maximalen Atemschwankung geben Gelegenheit zu zeitlichen Variationen. — Beim D. I.-Versuch folgt auf die 3 Sekunden währende Einatmung das Einbehalten des Atems. Wichtig ist eine Orientierung über das Offenbleiben der Glottis: denn jeder hat unwillkürlich die Neigung, sich den Zustand des Dauerinspiriums zu erleichtern, indem er das Entweichen der Luft durch Glottisschluß verhindert; dann aber kommt ein leichter Valsalva zustande. Das zu vermeiden kann man in die Aufforderung zum Dauerinspirium eine Weisung einfügen, die den Glottisschluß unmöglich macht:

---

[1]) Sommerbrodt, Die reflektorischen Beziehungen zwischen Lungen, Herz und Gefäßen. Zeitschr. f. klin. Med. 1881.

[2]) Knoll, Über die Folgen der Herzkompression. Lotos, Jahrb. f. Naturwissensch. 1888.

Pat. soll nach beendetem Inspirationsakt dauernd noch ein wenig Luft durch die Nase nachsaugen. Man mag auch mit dem Finger den Stand des Pomum adami kontrollieren, mit dem Glottisschluß hebt sich ja der ganze Kehlkopf. Übrigens verrät sich der Valsalva durch den leicht ächzenden Ton, mit dem die Exspiration beginnt.

Eine dritte Prüfung ist der echte, mit kräftiger Muskelanspannung ausgeführte Valsalva, 6 resp. 12 Sekunden lang nach maximaler Inspiration. Albrecht hat nur ganz selten davon Gebrauch gemacht im Gedanken an eine mögliche Herzschädigung. Aber die Bedenken sind nicht zu groß; kaum ein Tag vergeht, an dem nicht jeder Mensch mehrere Male den Valsalva ausführt, sei es beim Heben irgend einer Last, sei es bei der Defäkation; schwerkranke Herzen oder Leute mit apoplektischem Habitus wird man natürlich ausschließen. Dem weiteren Einwand Albrechts, der Grad des Pressens entziehe sich der Kontrolle, läßt sich begegnen durch Anpressenlassen der Luft gegen ein Quecksilbermanometer; oder gegen eine Wassersäule — die riesige Ausschläge liefert — falls der Patient bis zu bestimmtem Druck pressen soll („dosierter Valsalva“). Das Pressenlassen gegen ein Manometer verbürgt eine völlige Gleichmäßigkeit der Ausführung, während bei Glottisschluß-Valsalva leicht Unterschiede resultieren: Patient preßt bald mehr mit der Thoraxmuskulatur, bald mehr mit Zwerchfell und Bauchmuskeln.

Nun liegt im Valsalva allerdings ein Moment, das über eine rein respiratorische Prüfung hinausführt. Die Muskelanstrengung wird so groß, daß auch der große Kreislauf mitbelastet wird. Schon deswegen wird eine Parallelprüfung notwendig, die über den großen Kreislauf orientiert. Aber auch aus einem anderen Grunde: Man wird ungern die Fühlung mit den übrigen Funktionsprüfungen des Herzens verlieren, die nun einmal am großen Kreislauf angreifen, Prüfungen wie das Ersteigenlassen von Treppen, Beobachten nach Kniebeugen und anderen muskulären Anstrengungen. Für die Auswahl einer derartigen muskulären Probe war bestimmend der Wunsch, das Herz nicht nur nach der Anstrengung beobachten zu können, sondern auch während der Prüfung selbst; und nebenbei das Bestreben, im Rahmen der bisherigen minutiösen Prüfungen zu bleiben. Ich lasse die Patienten 12 Sekunden lang mit äußerster Willensanspannung einen Dynamometer mit der linken Hand pressen, so kurze Zeit, daß Ermüdung und Ermüdbarkeit nicht mit hineinspielen und nur der psychische Aufwand maßgebend bleibt („Kraftprobe“). Die Atmung darf während des Pressens eine Veränderung nicht erfahren.

Das Pressen des Dynamometers bei offener Glottis stellt minimale Ansprüche ans Herz. Läßt man dagegen, wie jeder es unwillkürlich tun wird, mit der Kraftprobe zugleich den Valsalva machen, d. h. tief einatmen und nun gleichzeitig mit dem Pressen des Dynamometers die Luft im Thorax maximal komprimieren, so wird aus der geringsten Prüfung die allerschwerste Belastungsprobe des Herzens, die man überhaupt ausführen lassen kann.

Eine vollständige Serie von Untersuchungen besteht demnach aus

1. Dauerinspiriumsversuch
2. Valsalva
3. Kraftprobe
4. Kraftprobe plus Valsalva
5. Kontrollierendem Dauerinspiriumsversuch.

Die Prüfung auf maximale Atemschwankung läßt sich nach zwei Minuten Ruhepause jedem Versuch angliedern, so daß diese labilste Prüfung in fünf Resultaten vorliegt.

Im Verlauf der Arbeit wird sich die Notwendigkeit weiterer Prüfungen (der Atropinprobe, des Vagusdruckversuchs) ergeben.

Welche Ergebnisse eine derartige Folge von Untersuchungen liefert, darüber gibt — losgelöst aus allem klinischen Zusammenhang, gruppiert allein nach Erscheinungstypen — der folgende Abschnitt eine Übersicht.

A. Darstellungsart. Überblick über das Tatsachenmaterial.

Als Registrierungsmethode für die geschilderten Frequenzuntersuchungen kommt allein die Pulsschreibung in Frage. Eine erste Marreysche Trommel nimmt die Arterienpulse auf, eine zweite dient der Venenpuls- und Atemschreibung, indes die den Rezeptor haltende Hand zugleich den Kehlkopf kontrolliert. Ich habe als Instrumentarium den Mackenzieschen Tintenpolygraphen benutzt, der überaus angenehm ist für Untersuchungen am Krankenbett: das lästige Rußen fällt fort und die viele Meter langen Papierrollen erlauben eine ununterbrochene Schreibung selbst 20 Minuten lang.

Aber wie Überblick behalten über die Fülle meterlanger Kurven, wie sie lesen und anschaulich machen? Schon Lommel stieß auf diese Schwierigkeit bei seiner Arbeit über den puls. resp. Er half sich, indem er die kürzeste und längste Pulsstrecke des Sphygmogramms zwischen die Zirkelspitzen nahm und um 90° drehte. Durch Aneinanderreihen der Senkrechten in gleichen Abständen gewann er eine Kurvenlinie, auf der der schnellste Schlag zum Wellental, der langsamste zum Wellenberg wurde; die Kurve ließ sich eng zusammendrängen. Allein diese Darstellungsart ist ohne Zeitwert und reiht sich daher nicht ein in unsere Vorstellungen von den Pulsfrequenzen. Wir sind gewohnt, in Minutenfrequenzen zu denken: diesem Bedürfnis muß die Wiedergabe Rechnung tragen. Ich folge daher dem Beispiel Putzigs und gebe die Pulsschwankung in Minuten-Frequenzen wieder, sei es zahlenmäßig, sei es graphisch, bei Eintragung in ein Koordinatensystem, bei dem die Werte der Ordinate die Frequenzzahl in Minutenwerten wiedergeben, die der Abszisse die Zeit. Diese Kurven lassen also auf den ersten Blick die jeweilige Pulshöhe in Minutenfrequenz ablesen. Aber sie verfolgen, indem sie in

2. Folge:

Primärreaktion, 1.

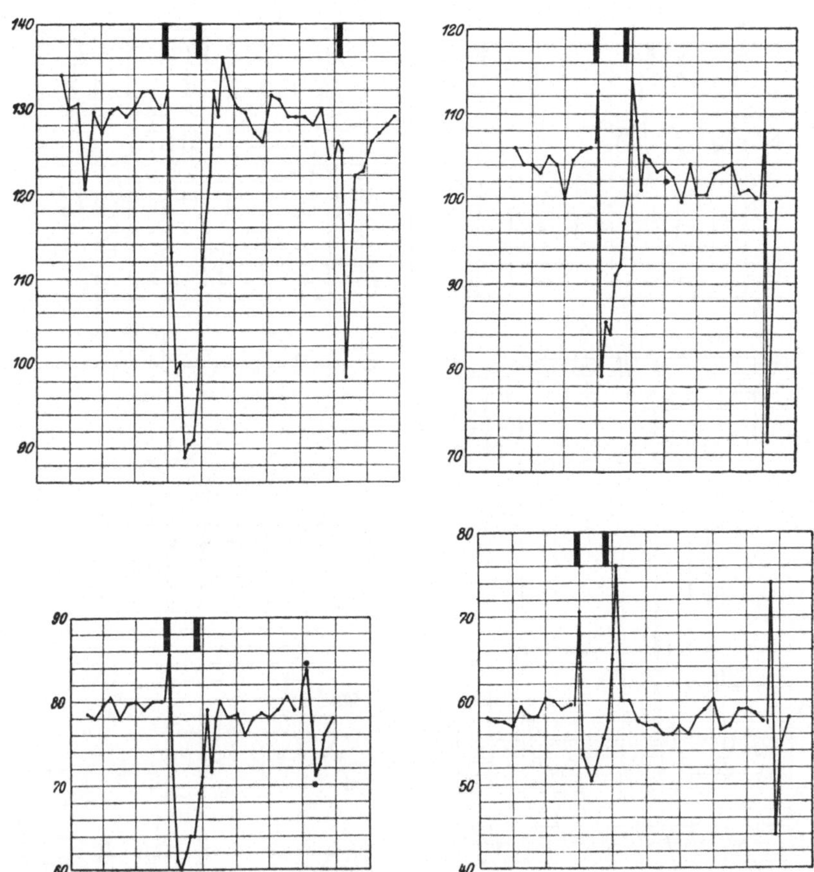

Häufigste Formen.

der Abszisse auch die Zeit bringen, noch ein zweites Ziel: sie spiegeln zugleich in absoluter Treue die Form der Pulsbewegung wieder — das langsame Auftreten einer Pulsbeschleunigung etwa, das Plötzliche eines Frequenzabfalles. Und auf diese Pulsformen kommt es nicht unwesentlich an.

Eine solche exakte Wiedergabe der Pulsbilder der Frequenzbewegung hat zur Voraussetzung die Umrechnung der Einzelpulslängen auf Minutenfrequenz; die zeitliche Eintragung muß dann in dem Sinne erfolgen, daß die Abstände proportional sind den Pulslängen selbst. Die Pulslängen, die der Abb. 1 der 1. Folge zugrunde liegen, mögen als Beispiel dienen:

3. Folge:

Primärreaktion. 2.

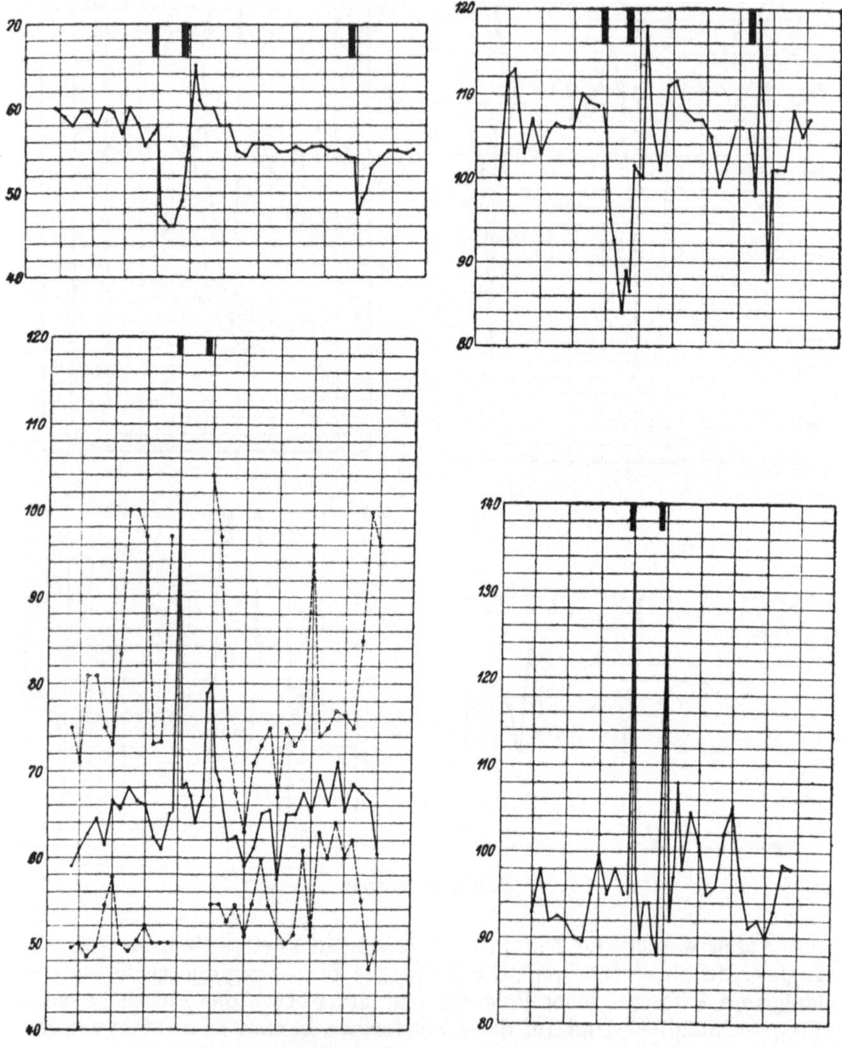

oben: Verlangsamungstypus.
unten: Beschleunigungstypus, links bei puls. resp. b. o. A.

sie entsprechen $^1/_5$ Sekundenwerten ($^1/_5$ Sekundenschreibung ist ja bei den Sphygmogrammen üblich). Es folgen einander die Pulslängen: 5,1, 4,65, 4,5, 4,6, 4,4, 4,15, 4,05, 4,15, 4,5 etc. Die zeitliche Aufreihung der auszurechnenden Minutenfrequenzen muß sich an diese Proportionen 5,1 : 4,65 : 4,5 : 4,6 etc. halten. — Das Umrechnen auf die Minutenfrequenz selbst vollzieht sich dergestalt, daß der Wert 300 (gleich 300/5 Sekunden, gleich 1 Minute) durch die obigen Pulslängen dividiert wird. Das Ergebnis sind die Minutenfrequenzzahlen: 58,8, 64,5, 66,7, 65,2, 68,2, 72,3, 74, 74,3 etc. — Am Schluß des Buches sind sämtliche Umrechnungen, die praktisch in Frage kommen, auf einer Tabelle vereinigt.

4. Folge.

Primärreaktion, 3.

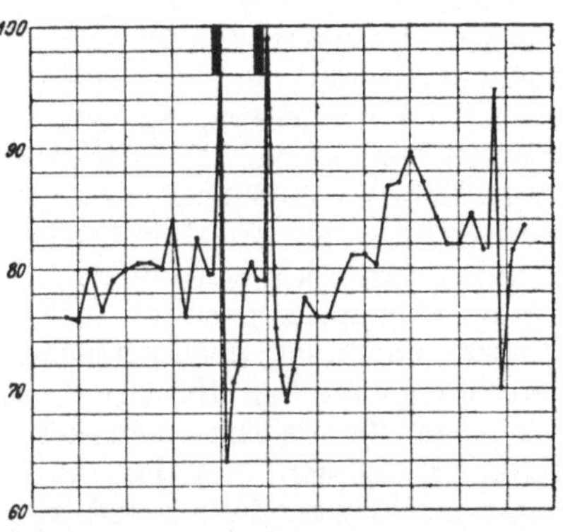

Zurückschnellen der Frequenz im Dauerinspirium.

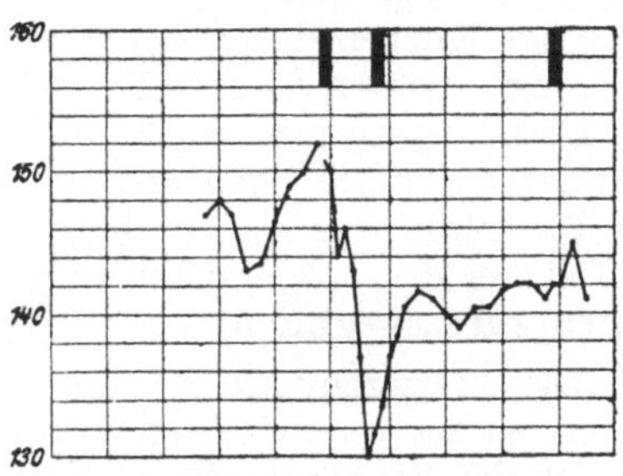

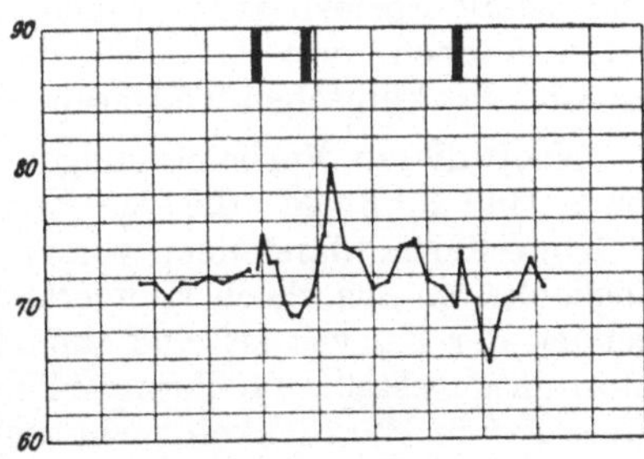

Träge Reaktionen.

In einer derartigen graphischen Darstellung ist die Ausdehnung der Abszisse beliebig variierbar — es muß nur an den Proportionen festgehalten werden. Wir können also die Strecke, die eine Minute bedeutet, wie einen Harmonikazug auseinanderziehen oder eng zusammendrängen, je nach den besonderen Erfordernissen. So wird es zur Veranschaulichung mancher Irregularitäten des Ausgangspulses (Digitalis-Welle, Arrhythmia perpetua usw.) wünschenswert sein, eine langgedehnte Kurve zu nehmen; hier für die Wiedergabe der geschilderten Tiefatmungsprüfungen, die wir eingeschaltet sehen wollen in möglichst eine Minute Ausgangsfrequenz vorher und zwei Minuten nachher — hier ist das Zusammendrängen ratsam: und so sind die Abb. I und II der 1. Folge zu verstehen als starke Zusammendrängung der einzelnen Einzelpulsumrechnungen.

Von diesen Bildern veranschaulicht das erste den Frequenzablauf des Dauerinspiriumsversuchs eingeschaltet in einen puls. resp. bei oberflächlicher Atmung. Der erste schwarze Balken deutet den Inspirationsakt an (3 Sekunden lang), der zweite die Exspiration. Der Zwischenraum entspricht dem Dauerinspirium. Mit der maximalen Inspiration setzt starke Beschleunigung ein; im Dauerinspirium langsamer, regularisierter Puls. Das Exspirium macht wiederum Beschleunigung und läßt übergleiten zum Ausgangspuls. — Abbildung II veranschaulicht in gleicher Weise den Effekt der maximalen Atemschwankung. Hier ist nur der Inspirationsakt durch einen schwarzen Balken markiert.

Aber dieses exakte Verfahren ist so zeitraubend und umständlich, daß jede Untersuchung daran ersticken müßte. Läßt sich keine Vereinfachung durchführen? Das ist in der Tat möglich. Die Abbildungen III und IV demonstrieren, wie sich die gleichen Dinge in einfacher Weise wiedergeben lassen. Sie gehen aus von der Zeiteinheit und zwar im wesentlichen von 6 Sekunden gleich $^1/_{10}$ Minute, so daß wir ohne jede Umrechnung, nur in stillschweigender Verschiebung des Kommas, in Minutenwerten ablesen können. Für die nachfolgenden Bilder ist an diesem Prinzip festgehalten. Die Pulsfrequenz vor dem Versuch (eine Minute) und nach dem Versuch (zwei Minuten) läuft ab als Aneinanderreihung von $^1/_{10}$ Minutenwerten. Für den Versuch selbst gilt zum wenigstens das Prinzip, auch hier wieder die Zeiteinheit zum Ausgangspunkt zu nehmen; nur daß die oft flüchtige Beschleunigung des Inspirationsaktes als Zweisekundenwert aufgefangen wird und umgerechnet auf Minutenfrequenz, und daß für Dauerinspirium und Nachwirkung meist Dreisekundenwerte, mit 2 multipliziert, aneinandergereiht werden. Vervollständigt man, wie es in den Bildern III und IV geschehen ist, derartige Kurven durch die jeweiligen Einzelschlagextreme — hier des puls. resp., dessen Einzelschläge zu einer Linie verbunden werden, dort des Dauerinspiriumsversuchs oder der maximalen Atemschwankung (die schwarzen Punkte oben und unten) — so enthält diese Wiedergabe in der Tat alles, was wir für unsere Formdarstellung brauchen. Erst im 2. Teil bei der zahlenmäßigen Schilderung ist auf das Einzelpulsverfahren zurückgegriffen.

Die Atemfrequenz ist nur bei Einzelpulsregistrierung mit angegeben, bei der vereinfachten Wiedergabe ist darauf verzichtet. — Wesentlich ist die Venenschreibung des zweiten Rezeptors. Sie hilft, andere Arrhythmie-Formen aufzudecken, die bei den Atmungsprüfungen auftreten können, wie Extrasystolie, partieller oder totaler Herzblock. Sie sind im klinischen Teil besprochen.

Nach diesen Vorbemerkungen gehe ich über zu den Abbildungen der 2. und 3. Folge, die das Ergebnis der verschiedenen Prüfungen in Kurvenform darstellen, vorerst in Übersichtstafeln, die sämtliche Möglichkeiten aus vielen Hunderten von Kurven registrieren. Das Ausrechnen der Kurven ist eine einfache Sache, die sich leicht den Laboratoriumsangestellten beibringen läßt, so daß eine Frequenzuntersuchung dieser Art in Wirklichkeit nicht mehr Zeit in Anspruch nimmt als eine der üblichen Funktionsprüfungen. — Die folgenden Erläuterungen betreffen im wesentlichen die Frequenzreaktionen beim Dauerinspiriumsversuch.

Ich unterscheide zwei Reaktionen: Erstens die sogenannte **Primärreaktion** — eine Reaktion, charakterisiert durch Beschleunigung als Effekt des Inspirationsaktes, Verlangsamung als Effekt des Dauerinspiriums, Beschleunigung und Rückkehr zur Norm als Effekt der Exspiration. Unterarten: ein Beschleunigungstyp, ein Verlangsamungstyp.

Zweitens die **Sekundärreaktion**, bei der lediglich während des Dauerinspiriums statt der mehr oder weniger andauernden Verlangsamung ein Anstieg über den Ausgangswert hinaus, reaktiv eine Verlangsamung eintritt. Der Ausdruck Sekundärreaktion ist darum gewählt, weil es sich um eine zweite später einsetzende Einwirkung handelt, die, wie wir nachher sehen werden, sich der zugrunde liegenden ersten Reaktion aufpfropft. — Über diese grobe Charakterisierung hinausgehend sei in den Tafeln veranschaulicht, welche Abwandlungen die Primärreaktion wie die Sekundärreaktion erfahren kann.

Die Abbildungen der 2.—4. Folge veranschaulichen, wie sich der Pulsablauf im größten Teil der Fälle während des Dauerinspiriumsversuchs verhält: Primärreaktion. Aus Folge 2 lernen wir als Normaltypus kennen das Ansteigen der Frequenz während des Inspirationsaktes und meist noch eine Sekunde darüber hinaus: diese Sekunde ist noch als inspiratorische Beschleunigung registriert; die Verlangsamung während des Dauerinspiriums, den reaktiven Anstieg mit der Ausatmung und eine Rückkehr zur Ausgangsfrequenz, bald in Wellenform, bald in trägem Absinken. Die Ausgangsfrequenzen betragen 130 100, 80, 60, in etwas differierender Ausschlagsgröße. Je höher die Pulsfrequenz, um so größer die Neigung zur Verlangsamung, je niedriger der Ausgangswert, um so größer die Neigung zur Beschleunigung.

Folge 3 und 4 erläutern die Variationen. Was schon in Folge 2 hervortrat, daß, je höher die Pulsfrequenz ist, um so größer die Neigung zur Verlangsamung, steigert sich bei den Beispielen von 110 (3. Folge) und 145 (4. Folge) soweit, daß bereits inspiratorisch die Frequenz abfällt. Das Beispiel mit langsamer Pulsfrequenz von 60 Pulsen (3. Folge) zeigt hier einmal so gut wie keine inspiratorische Beschleunigung. Man kann das Fehlen der inspiratorischen Beschleunigung dadurch künstlich hervorrufen, daß man ganz langsam inspirieren läßt. In dem geschilderten Beispiel aber ist trotz schneller Inspiration keine inspiratorische Beschleunigung zu erreichen gewesen. Derartige Dinge, das Zurücktreten der Beschleunigung, eine erhebliche Verlangsamung andererseits berechtigen zu der Hervorhebung eines besonderen Typus, des Verlangsamungstypus, der dem Beschleunigungstyp gegenübergestellt sei. In diesem Beschleunigungstyp (3. Folge unten) gibt es nur eine inspiratorische und exspiratorische Beschleunigung, keine Verlangsamung dagegen im Dauerinspirium. Die Ausgangsfrequenz der beiden Beispiele ist hier 100, dort ein puls. resp. b. o. A. mit durchschnittlich 65 Pulsen und Schwankungen zwischen 50 und 100; das Dauerinspirium regularisiert.

Übergehend zu den Bildern der 4. Folge sehen wir da noch weitere Differenzen, die jetzt die Art der Verlangsamung in zweiter Phase anlangen. Statt des flachen tiefen Sattels der Bilder bisher ein gleich-

5. Folge:

Sekundärreaktion.

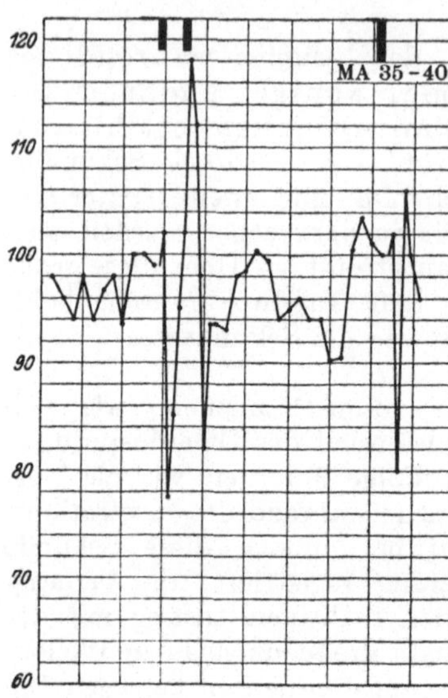

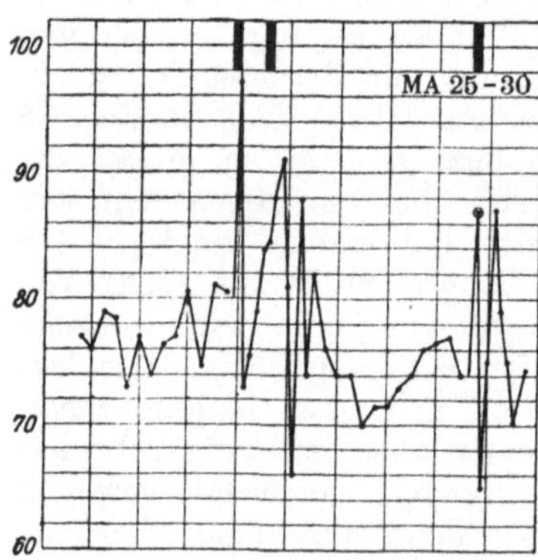

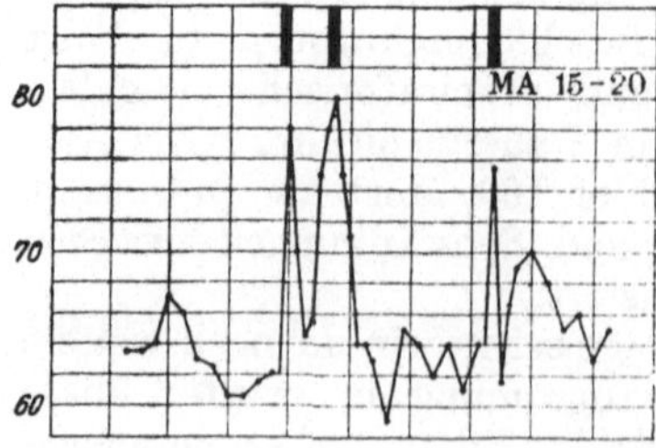

sam federndes Zurückschnellen zur Ausgangsfrequenz nach anfänglicher starker Verlangsamung und erst wieder eine Änderung mit dem Exspirationsakt (Beispiel mit 80 Pulsen). Und wenn im allgemeinen für die Primärreaktion charakteristisch ist das Plötzliche des Pulsanstiegs und Pulsabfalls, so läßt sich auch da wieder eine Abweichung anführen: Beispiel mit 70 und 145 Pulsen mit trägem Anstieg und Abfall.

Die 5. Folge stellt dieser ersten Erscheinungsart die erwähnte zweite Gattung gegenüber, bei der erst während des Dauerinspiriums eine Abweichung von dem bisher Betrachteten beginnt, so wesentlicher Art aber, daß eine Abtrennung als „Sekundärreaktion" nötig wird. Während des Dauerinspiriums, bald früher, bald später, steigt die Pulsfrequenz an, ev. weit über das Ausgangsniveau hinaus, nach der Exspiration besteht eine Neigung zu reaktiver Verlangsamung. Das Interkurrieren zweier Dinge, hier der Primär-, dort der Sekundärreaktion, äußert sich auch deutlich in der Wirkung der Exspiration. Es ist da nicht selten die ausgesprochene exspiratorische Beschleunigung wieder aufgepflanzt auf den Endwert des Dauerinspiriums. Die Mischung dieser zwei Reaktionen bedingt erhebliche Formdifferenzen, wie sie in den verschiedenen Typen der 5. Folge zutage treten (siehe auch 7. Folge). Und weiter zeigen die Beispiele, daß auch hier bald die Neigung zur Beschleunigung, bald zur Verlangsamung dominiert. Diese reine Frequenzbetrachtung unterschlägt allerdings ein charakteristisches Verhalten der Pulsgröße im Sekundärausschlag: ein Kleinerwerden des Pulses während der Beschleunigung, ein Größerwerden reaktiv.

Eben diese beiden Frequenzreaktionen, hier den reinen Primärtyp, dort die Aufpfropfung einer zweiten Reaktion, der Sekundärreaktion, finden wir auch im Valsalva. Nur kommt hier das Prinzip der Sekundärreaktion — ein Frequenzansteigen während des Pressens, eine reaktive Verlangsamung — weit energischer zur Geltung

Die 6. Folge zeigt den Primärtyp im Valsalva, die 7, den Sekundärtyp.

Den Ausfall der Kraftprobe brauche ich nicht durch eine Abbildung zu illustrieren: es treten bald stärkere, bald geringere Beschleunigungen auf, nie eine reaktive Verlangsamung. Wurde der Puls nach Muskelentspannung langsamer, so hatte der Patient doch Valsalva ausgeführt.

Die Kombination von Valsalva mit der Kraftprobe liefert wiederum eine Primär- und Sekundärreaktion.

Zum Schluß ein kurzer Nachtrag über die maximale Atemschwankung, die in zwei Registrierungsarten den meisten Kurven angefügt ist, sowohl ausgehend von der Zeiteinheit wie von der Pulseinheit in Angabe des schnellsten und langsamsten Einzelpulses. Von Interesse ist, daß die Ausschlagsgröße die beim Dauerinspiriumsversuch auftretenden Höchstwerte in der Regel übertrifft — dann wenn es sich um prompte Reaktionen handelt; während die träge Kurve im Dauerinspiriumsversuch meist vergesellschaftet ist mit einem kleineren maximalen Atmungsschwankungsausschlag. — Und weiter ist auf die Abarten des maximalen Atmungsausschlags bei Sekundärreaktion hinzuweisen: auf die nachfolgende träge Frequenzerhebung, die doch wohl mit den Ursachen jener Reaktion zusammenhängt.

Zusammenfassend läßt sich sagen, daß die geschilderten Prüfungsarten einer empfindlichen Pulsregistrierung klar umrissene Bilder liefern. In Frage steht die Natur der Pulsausschläge bei Tiefatmungen speziell beim Dauerinspiriumsversuch — alle anderen Prüfungen sind dem untergeordnet. Wir sahen, daß sich beträchtliche Differenzen zeigen, nicht nur in der Ausschlaggröße, sondern auch im Charakter der Reaktion: ein Primär- und ein Sekundärtyp ließen sich unterscheiden. Woher diese Frequenzausschläge? Ihre Ätiologie wird erst zu klären sein, bevor sich aus den Beziehungen zur Klinik Schlüsse ziehen lassen. Ich beginne den experimentellen Teil mit Versuchen am Menschen, um in einem späteren Kapitel mit Tierversuchen fortzufahren.

B. Versuche am Menschen.

In der Erklärung der auslösenden Momente, die eine Frequenzänderung bei tiefen Atemzügen bedingen, stehen die muskuläre und die nervöse Theorie einander gegenüber: Beide Theorien geben dem klinischen Experiment gewisse Handhaben.

Was zunächst die Albrechtschen Vorstellungen anlangt, die ein entscheidendes Gewicht auf Füllungsverschiebungen im Brustraum legen, so stellen sich demzufolge die Vorgänge bei Dauerinspirium etwa folgendermaßen dar:

In der ersten Phase des Versuchs, während der Inspirationsbewegung, muß mit Zunahme des negativen Thoraxdruckes eine Weitung aller zartwandigen Kreislaufteile statthaben, von den großen Venen angefangen bis zum rechten Vorhof, den Lungenkapillaren und -venen, dem linken Vorhof. Vermehrte Blutmenge fließt beiden Vorhöfen zu — denn der verringerte Widerstand der Lungenkapillaren läßt mehr Blut ins linke Herz dringen: und dieser „passive Füllungszuwachs" vermittelt einen gesteigerten Kontraktionsreiz mit dem Ende, daß je nach dem Reizbarkeitsgrad des Herzmuskels eine größere oder geringere Frequenzbeschleunigung resultiert. Daher Albrechts Deutung der inspiratorischen Beschleunigung als eine Reaktion auf die Reizbarkeit des Myokards.

Während des Dauerinspiriums bleibt dann die Saugwirkung auf die dünnwandigen Hohlorgane und ihre vermehrte Füllung bestehen, aber von einem Füllungszuwachs und daher auch von einem weiteren Kontraktionsanreiz ist nun keine Rede mehr. Was jetzt zur Geltung kommt, sind vielmehr ungünstige Einflüsse schlechterer Herzernährung — sowohl als Folge verschlechterter Alveolarluft, wie des erschwerten Blutabflusses aus den Venen ins Herz. Das sind die Gesichtspunkte, aus denen Albrecht folgert: jeder Frequenzausschlag während des Dauerinspiriums verrät ein krankes Myokard.

Diesen Betrachtungen, die, jene Vorstellung Herings von dem Einfluß der Lungendehnung gänzlich vernachlässigend, die inspiratorische Beschleunigung lediglich auf den Füllungszuwachs des Herzens beziehen und die für Frequenzabweichungen in zweiter Phase auf den Blutchemismus zurückgreifen, diesen Betrachtungen will ich für die anschließenden Versuche die Gliederung entnehmen und in einem ersten Abschnitt die Frage der Thoraxweitung in ihrem Einfluß auf die Blutfüllungen erörtern, in einem zweiten Abschnitt die Frage der Gasverhältnisse, in weiterem Sinne den Einfluß veränderter chemischer Vorbedingungen. Leiten diese Dinge bereits über auf die nervöse Theorie — denn der veränderte Blutchemismus wirkt naturgemäß mindestens ebenso stark auf Zentren wie auf Herzmuskel — so stellt sich ein letzter Abschnitt ganz auf den nervösen Standpunkt in dem Versuch, durch Nervenlähmung die Ausschläge zu eliminieren.

1. Thoraxweitung.

(6. und 7. Folge.)

Die Zuspitzung der Frage: Frequenzausschlag infolge Ansaugung in den Thorax hinein — oder aber Frequenzausschlag infolge Lungenweitung — führt zu einer experimentellen Anordnung, in der der negative Thoraxdruck vertauscht wird mit einem Thoraxüberdruck. Läßt man durch ein weites Einlaßrohr von wenigstens 2 cm Durchmesser während der Inspirationszeit Überdruckluft von 5—15 mm Quecksilberdruck in den Thorax einströmen, mehr so daß der Brustkorb passiv sich weitet als daß er sich aktiv bei der Atmung beteiligt, und läßt diesen Druck wiederum 18 Sekunden auf die Lungen einwirken, so sind die Vorbedingungen Albrechts in ihr Gegenteil verkehrt, und zum wenigsten der inspiratorische Frequenzausschlag müßte kompensiert werden. Ich wähle unter 12 Versuchen je 2 Extreme für die Primärreaktion und 2 für die Sekundärreaktion, um den Einfluß dieser neuen Bedingungen zu zeigen.

1. Das Ergebnis ist für die Primärreaktion (6. Folge): je größer der angewandte Druck, je weiter der Thorax — um so mächtiger der Ausschlag, der seinen Charakter nur insofern ändert, als das dauernde Lasten des Drucks und das ständige Größerwerden des Brustkorbs während der 18 Sekunden die Frequenz immer weiter abfallen läßt und den Frequenzanstieg protrahieren kann. Die inspiratorische Beschleunigung — bei gleichem Tempo der Thoraxweitung — bleibt unverändert erhalten. Nun bringen die beiden Beispiele zugleich einen Vergleich dieser Überdruckversuche mit dem jeweiligen Valsalva, einem Valsalva vom Primärtyp. Der Valsalvadruck beträgt bei dem einen Patienten 80 mm Quecksilber, beim anderen 75 mm, die Ausschlagsgröße aber ist wenig anders wie beim Dauerinspiriumsversuch, beim Patienten Ka etwas kleiner. Was bedeutet das?

Wir gehen aus auf die Entscheidung, ob im D-I-Versuch die Blutfülle im Thorax den Frequenzausschlag bestimmt oder der Lungendehnungszustand: das Experiment muß also die eine der beiden Komponenten konstant zu halten trachten, wenn die andere geändert wird. Das gelingt in gewissem Grade, natürlich nur für die zweite Phase, in dem angewandten Valsalva nach maximaler Inspiration, der den Lungendehnungszustand gegenüber dem D-I-Versuch nicht wesentlich ändert, die Thoraxdurchblutung aber in gröbster Weise stört. Wenn trotzdem der Ausschlag gleich bleibt, so kann in diesen Beispielen — es sind Extreme des Primärtyps — nur der Lungendehnungszustand die Frequenz beherischen. — Das findet seine Bestätigung in der Stufenfolge der Überdruckausschläge. Hier ist die ideale Forderung freilich nicht erfüllt: beide Komponenten ändern sich zugleich. Nicht nur dehnt sich die Lunge — der Widerstand im kleinen Kreislauf etc. wird mitbeeinflußt. Aber beeinflußt in dem eindeutigen Sinn der Vermehrung des Widerstandes, die wir soeben für diese Beispiele als unwirksam erkannten.

Beispiel Ka. Die Ruhefrequenz 70 des D-I-Versuchs und des Valsalva ist bei den Überdruckversuchen wohl aus psychischen Gründen erhöht (ungewohntes Atmen durch das Mundstück, Erwartung).

I. D-I-Versuch. Verlangsamungstypus. Keine inspiratorische Beschleunigung (cf. Valsalva). Verlangsamung um 17 Schläge vom Ausgangsniveau aus.

II. Überdruck 5 mm Hg. Ausgangsfrequenz ca. 78. Inspiratorischer Anstieg. Abfall um 20 Schläge, länger anhaltend als oben.

III. Überdruck 9 mm. Ausgangsfrequenz ca. 76. Inspiratorische Beschleunigung. Abfall gleichfalls um 20 Schläge pro Minute. Die gesteigerte Wirkung verrät sich in der protrahierten Rückkehr zur Ausgangsfrequenz.

IV. Energischer Valsalva 18 Sekunden 80 mm nach maximaler Inspiration. Inspiratorischer Anstieg hier deutlich. — Valsalvaaffekt: gleichfalls Verlangsamung, für die ganze Dauer, doch nur um 8 Schläge.

Beispiel Se. Ausgangsfrequenz unruhig, besonders bei den Überdruckversuchen.

I. D-I-Versuch: Beschleunigungstyp der Primärreaktion. Inspiratorischer Anstieg von 72 auf 93 = 21. Kurze Verlangsamung um 6 Schläge, federndes Zurückschnellen.

II. Überdruck 5 mm. Inspiratorischer Anstieg (von der Basis 70 zu nehmen) um 20 Schläge. Allmählich stärker werdende Verlangsamung um 6 Schläge.

III. Überdruck 15 mm. Ausgangsfrequenz ca. 74. Beschleunigung inspiratorisch um 16 Schläge (infolge des vorher künstlich erhöhten Niveaus: siehe den Ausklang) Verlangsamung während des Überdrucks bis auf 14 Schläge, reaktiv weiter absinkend.

IV. Energischer Valsalva 24 Sekunden lang; anfangs 75 mm, später nachlassend. Inspirationsanstieg 20. Verlangsamung um 8 Schläge. Ähnlicher Typ wie beim D-I-Versuch.

Ganz anders die beiden Beispiele für die Sekundärreaktion (7. Folge). Sie bringen im Überdruck eine Verdeutlichung diesmal der Sekundärmerkmale: des Frequenzanstiegs und der Pulsverkleinerung während der Dauerinspiriumsphase — der reaktiven Verlangsamung und Pulsverstärkung. Prinzipiell die gleiche Änderung des Bildes, nur auf einen höheren Grad getrieben, kennzeichnet dann auch den Valsalva: dergestalt, daß der hochfrequente Puls während des Pressens kaum mehr fühlbar ist und nachher der langsam gewordene überaus kräftig schlägt mit großer Amplitude. Kein Zweifel: die Komponente der Lungendehnung ist um ihre Frequenzwirkung gebracht durch den hier stärkeren Einfluß der zirkulatorischen Störung; und der Parallelismus lautet jetzt: Kreislaufhindernis — Frequenzeffekt.

Beispiel Cz. Ruhefrequenz ca. 100.

I. D-I-Versuch. Primärreaktion mit Andeutung von Sekundärausschlag. — Inspiratorischer Anstieg um 5 Schläge.

II. Überdruck 8 mm. Inspirationsanstieg 8 Schläge pro Minute, länger anhaltend. Deutliche Sekundärquote: starke Beschleunigung während der Druckeinwirkung, nachher Verlangsamung.

III. Valsalva 12 Sekunden 80 mm. Mächtige Beschleunigung und Verlangsamung! Die Ausgangsfrequenz ist nach 2 Minuten noch nicht wieder erreicht.

Beispiel Bo. Sehr unruhige Ausgangsfrequenz von ca. 130 Schlägen.

I. D-I-Versuch mit Sekundärreaktion. — Die hier starke inspiratorische Beschleunigung findet sich später beim Valsalva nicht mehr.

II. Überdruck 9 mm. Zunehmende Sekundärmerkmale.

III. Valsalva 6 Sekunden 70 mm Hg: eklatanter Sekundärausschlag.

Die hier gegebenen Beispiele für Primärreaktion und Sekundärreaktion sind nur die beiden Pole, zwischen denen die große Masse der zur Beobachtung gelangenden Frequenzausschläge gelegen ist. Ausführliches über das praktische Vorkommen, speziell der Valsalvaformen,

6. Folge: Überdruckversuche mit Primärwirkung.

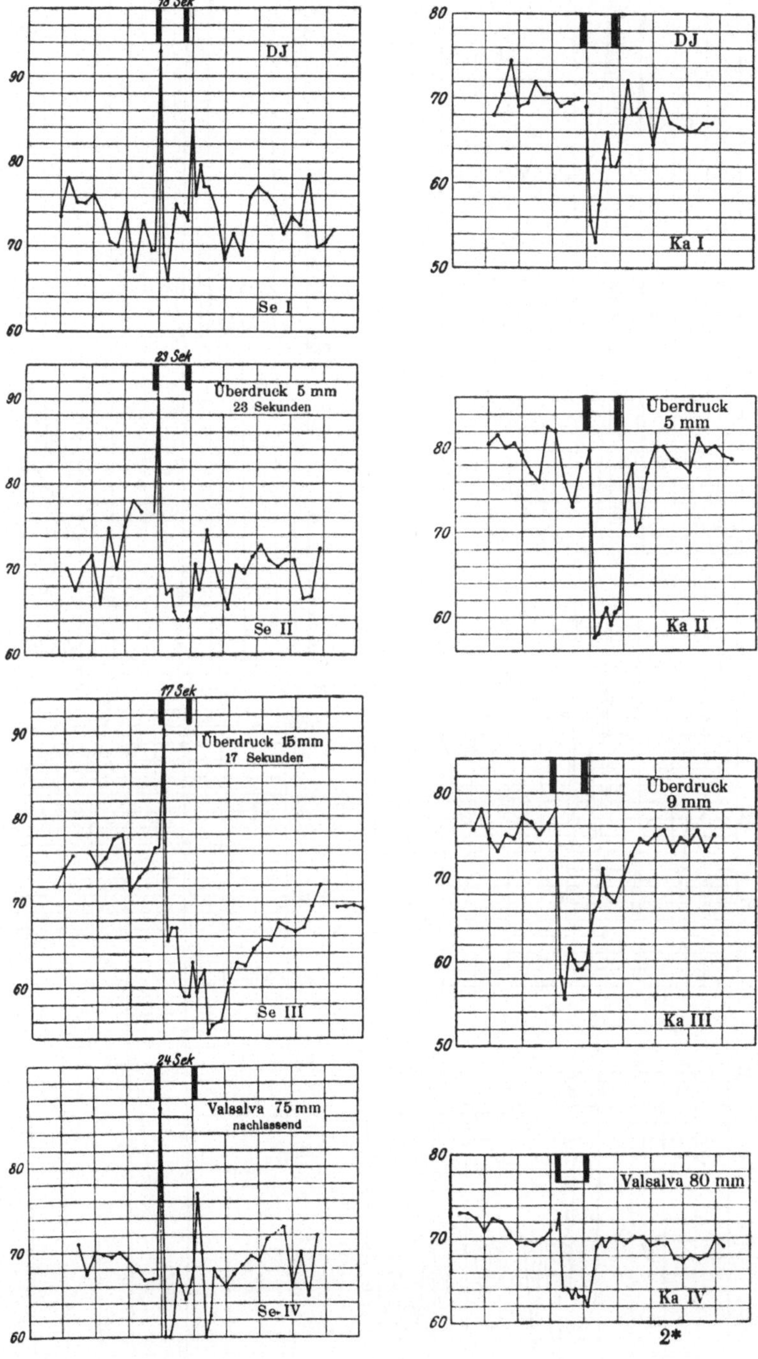

7. Folge:
Überdruckversuche mit Sekundärwirkung.

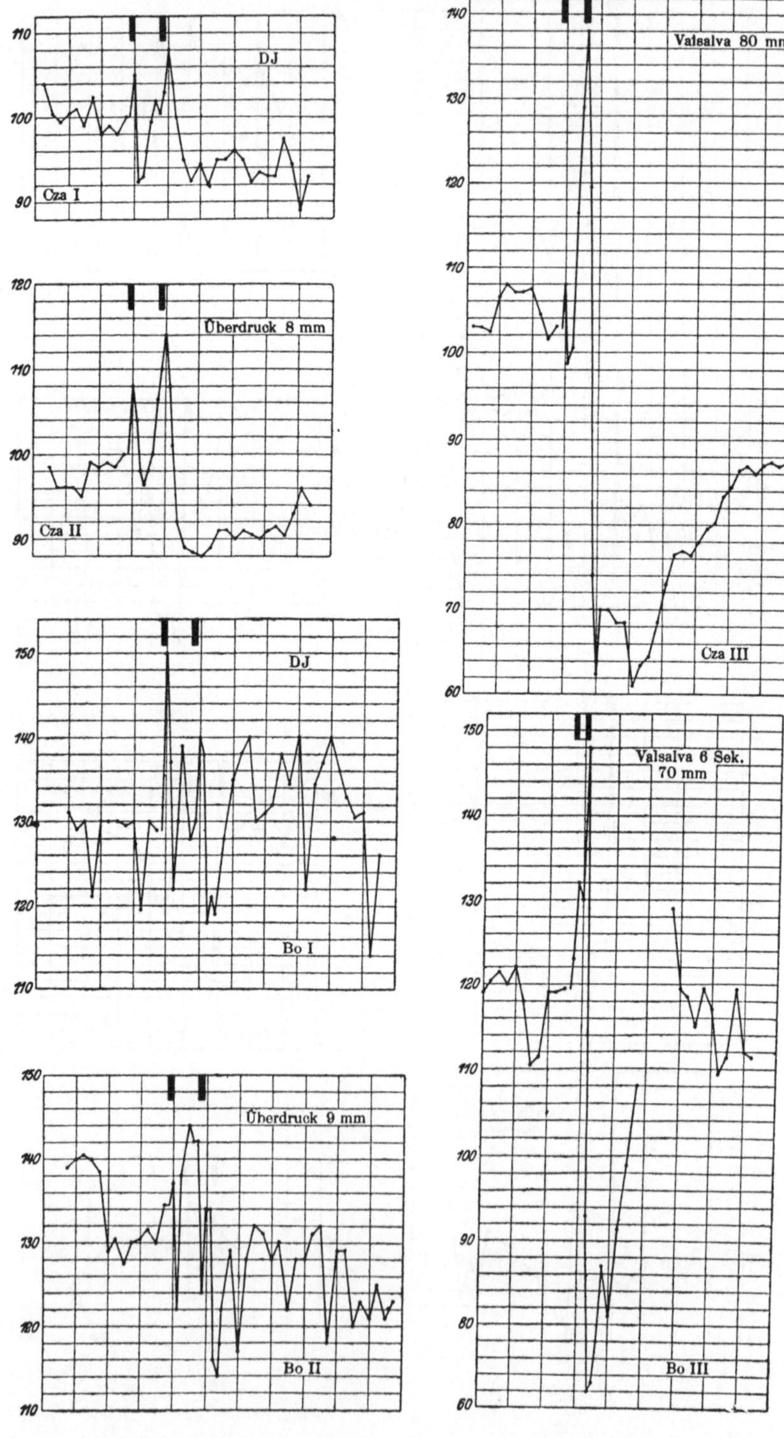

folgt an anderer Stelle. Hier genügt das Aufstellen der Extreme, um die vorhandenen Tendenzen aufzuweisen. Sie lassen erkennen, daß die Frequenzreaktionen im Dauerinspiriumsversuch nicht abhängig sind vom negativen Thoraxdruck und seiner Saugwirkung; — weder wie Albrecht annimmt für die Entstehung der inspiratorischen Beschleunigung, noch etwa für den Frequenzausschlag während des Dauerinspiriums. Für die Primärreaktion kann ich mich vorläufig beschränken auf die Folgerung: sie steht in Proportion zum Lungendehnungszustand. Für die Sekundärreaktion dagegen mit ihrer offenkundigen Pulsverkleinerung und reaktiven Verstärkung gewinnen wir den Eindruck, daß der Albrechtsche Gedanke der Bedeutung von Füllungsverschiebungen doch einen berechtigten Kern habe, wenn auch in anderem Sinne als Albrecht gewollt hat.

2. Einfluß chemischer Bedingungen.

(8.—11. Folge.)

a) Eine zweite Reihe von Überlegungen, die für den puls. resp. bereits erörtert ist und nun aufs neue für Tiefatmungsversuche sich bietet, betrifft die chemischen Verhältnisse des Blutes und ihre Einwirkung, sei es im Albrechtschen Sinne direkt auf den Herzmuskel, sei es auf die Zentren der Medulla oblongata. Ich möchte hier mich nicht beschränken auf Änderungen der Atmungsgase, sondern hineinnehmen andere Änderungen im Chemismus des Blutes, die Frequenzalterationen zu setzen vermögen. Der Wert des Albrechtschen Hauptversuchs, den ich einleitend geschildert habe, liegt für unsere Betrachtung darin, daß er gegenüber der einfachen tiefen Ein- und Ausatmung den einzelnen Wirkungskomponenten zu einem gesteigerten Effekt verhilft, dadurch die Deutung erleichternd, und so rückwirkend beiträgt zur Klärung auch der einfacheren Atmungsprüfung. Daß der Dauerinspiriumsversuch im Tierexperiment technisch einfacher zu reproduzieren ist, daß er auf die Valsalva-Betrachtung vorbereitet, ist ein weiterer Vorteil. Nun aber liegt in dem Anhalten des Atems so lange der Patient es vermag ein Moment, das jede Schlußfolgerung beeinträchtigen muß: die Wirkung der nicht ausbleibenden Asphyxie. Asphyxieprüfungen kann man schließlich einfacher und reiner anstellen, etwa wenn man sauerstoffreie Gase einatmen läßt usw. Für die Anordnung des Dauerinspiriumsversuchs dagegen scheint eine zeitliche Beschränkung erwünscht, in der Gasänderungen eine Rolle nicht spielen.

Die hier folgenden Gasversuche haben darum weniger die Aufgabe zu zeigen, wieweit bei der Albrechtschen Anordnung des Dauerinspiriumsversuchs Sauerstoffmangel und Kohlensäureüberladung wirksam werden, etwa im Sinne der Herzschädigung usw., als vielmehr umgekehrt die Frage zu erörtern: wie lange kann ich ein Dauerinspirium ausführen lassen, ohne in dem Frequenzausschlag gestört zu werden durch die interkurrierende Asphyxie. Ich wiederhole: wenn eine Methode schon mit so viel Möglichkeiten der Frequenzbeeinflussung behaftet ist wie der Dauerinspiriumsversuch, erst recht wie der Valsalva, so ist der Ehrgeiz mehr der, überflüssige Faktoren auszuschalten.

Ich möchte hier im folgenden demonstrieren, daß bei Beschränkung auf 15—18 Sekunden zum wenigsten der Gesunde unabhängig von den Gasmischungsverhältnissen reagiert.

Das beweisen zunächst schon Einatmungsversuche mit reinem Stickstoff. Ich habe eine Anzahl von Herzgesunden und Herzkranken reinen Stickstoff einatmen lassen und fand erst jenseits 15—20 Sekunden eine Frequenzsteigerung. Schlagender wirkt die Gegen-

8. Folge:
Gasversuche.

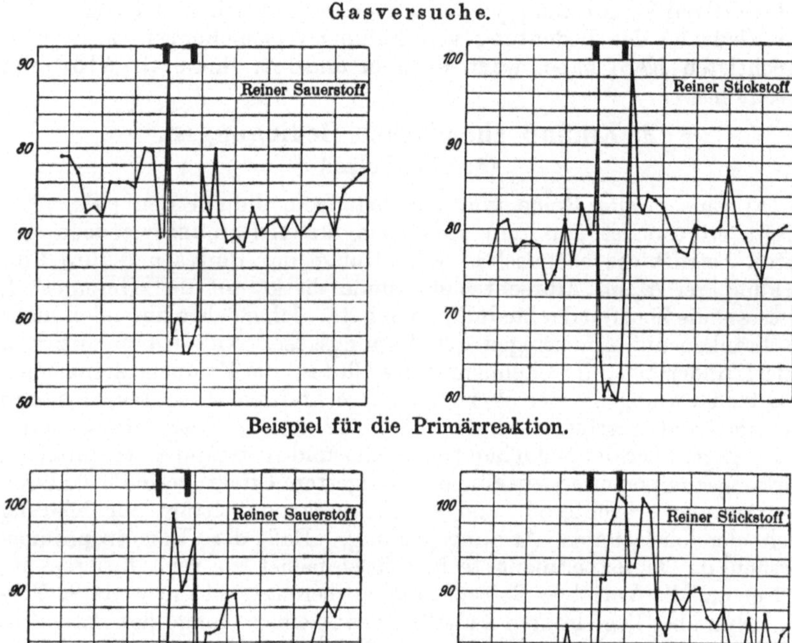

Beispiel für die Primärreaktion.

Beispiel für die Sekundärreaktion.

überstellung von Dauerinspiriumsversuchen, in denen der tiefe Atemzug hier reinen Sauerstoff, dort reinen Stickstoff einsaugt oder drittens atmosphärische Luft. Der Unterschied der drei Kurven ist dann lediglich der, daß die Pulsbeschleunigung nach der Ausatmung ganz beträchtlich stärker wird, wie denn die Patienten auch gegen Ende des Dauerinspiriums bereits ein starkes Gefühl der Dyspnoe haben, ohne daß die Frequenz es anzeigt (s. 8. Folge); das gilt zunächst nur für die Primärreaktion. Was die Sekundärreaktion anlangt, so ist der Ausschlag wiederum der gleiche, ob atmosphärische Luft oder reiner

Sauerstoff bei der Tiefatmung zur Verfügung stand. Reine Stickstoffatmung hat dagegen zur Folge, daß die reaktive Verlangsamung gestört wird durch asphyktisch tiefe Atemzüge; hier ändert die Ernährungsstörung den Frequenzablauf.

9. Folge:
Einfluß geringer Körperleistung.

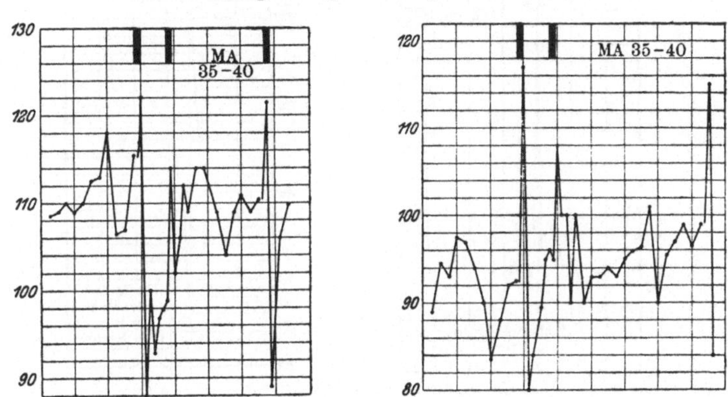

Primärreaktion links kurz nach dem Hinlegen, rechts 20 Minuten später.

10. Folge:
Einfluß erheblicher Körperleistung, 1.

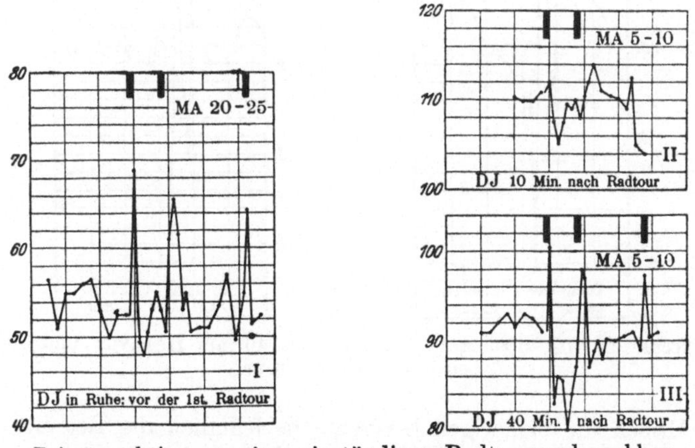

Primärreaktion vor einer einstündigen Radtour und nachher.

Diese letzten Sauerstoffversuche schalten einseitig den Faktor des Sauerstoffmangels aus; für die Frage der Kohlensäure-Überladung tut das isoliert eine Steigerung des Kohlensäuregehalts der Einatmungsluft. Man kann 5%, ja 10% Kohlensäure zugeben: der Effekt ist lediglich eine Beschleunigung der Pulsfrequenz infolge dyspnoischer Atmung, während der Dauerinspiriumsausschlag sich nicht zu ändern pflegt.

11. Folge:
Einfluß erheblicher Körperleistung, 2.

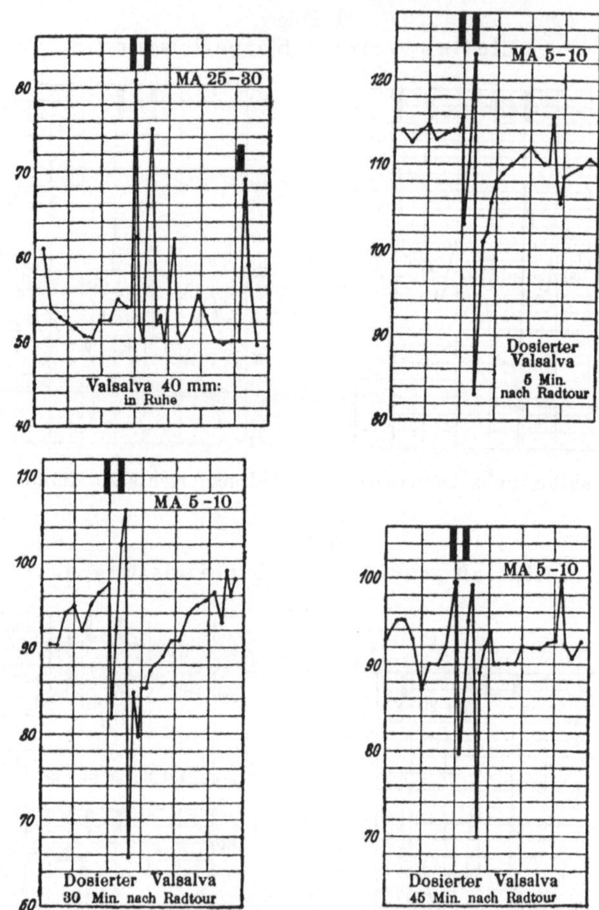

Sekundärreaktion (im dosierten Valsalva von 40 mm Hg) vor und nach der einstündigen Radtour.

b) Haben die bisherigen Gasversuche lediglich die Bedeutung des Ausschlußmomentes, so sind Versuche mit künstlicher Frequenzänderung durch Körperarbeit direkt fördernd für das Verständnis unserer Ausschläge, — Frequenzsteigerungen, die ja zweifelsohne auch ein Ausdruck sind für veränderte chemische Vorbedingungen, sofern man nur nach der Anstrengung die beschleunigte und vertiefte Atmung abklingen läßt.

Das Ergebnis ist ein anderes für geringe und für erhebliche Anstrengung.

1. Schreibt man den Puls nach dem Hinlegen, nach kurzem Treppensteigen usw., sobald die Atmung ruhig geworden ist, so gibt es meist einen Verlangsamungstyp, der nach Abwarten völliger Ruhe in Beschleunigungstyp übergehen kann, um bei erneuter künstlicher Tachykardie wiederzukehren. Das gilt für die maximale Atemschwankung wie für die Dauerinspiriumsausschläge, wie für den Valsalva. Die Ausschlagsgröße kann die gleiche bleiben — eine Steigerung ist indes nicht selten. Es ist als ob eine fest gefügte Ausschlagsform untertaucht in den ansteigenden Frequenzspiegel und erneut emporsteigt aus dem fallenden Frequenzniveau. Wenn etwas imstande ist, die Albrechtsche Phasendifferenzierung zu erschüttern, so ist es diese Konstanz[1]) (9. Folge).

2. Ganz anders nach erheblichen Anstrengungen. Wenn wir bisher aus den Abbildungen den Eindruck nahmen: die Pulsfrequenz an sich spielt für die Größe des Ausschlags so gut wie keine Rolle — für die Frequenzsteigerung nach erheblicher Körperleistung ist dieser Eindruck zu korrigieren. Wenn ich Versuchspersonen nach Radtouren untersuchte, so war für eine halbe Stunde und länger die maximale Atemschwankung so gut wie geschwunden, der Dauerinspiriumsversuch gab ganz geringen Ausschlag, nur beim dosierten Valsalva trat noch eine erhebliche Wirkung zutage. Ich lasse hier eine Vergleichskurve vor und nach einstündiger Radtour im Bild folgen (10. und 11. Folge).

Vorgreifend schließe ich eine Serie des dosierten Valsalva an, in dem sich der Sekundäranteil manifestiert; bei ruhigem Puls von 50 Beschleunigungstyp des Valsalva (6 Sekunden 40 mm Druck), 5 Minuten nach der Tour ein Verlangsamungstyp von offenbar vergrößertem Ausschlag, der sich auch nach 30 Minuten bei 90 Pulsen findet und erst nach 45 Minuten auf die Ausgangsgröße zurückkehrt (11. Folge).

3. Atropinversuche.

(12.—14. Folge.)

Eine dritte Möglichkeit des klinischen Experimentes bietet die Anwendung des Atropins und der Versuch, mit den beim Menschen zulässigen Dosen von 1—1 $^{1}/_{2}$, in Ausnahmefällen 2 mg den Ausschlag zu eliminieren, Dosen, die bei Gebrauch frischer, ungekochter Lösungen bereits ganz erhebliche subjektive Beschwerden auszulösen pflegen und auch dann beträchtliche Tachykardie machen, wenn nach 1 mg kaum

[1]) Goldscheider in seiner Diskussionsbemerkung zu meinem Wiesbadener Vortrag hebt hervor, daß wir es bei nervösen jugendlichen Individuen in der Hand haben, durch den Kunstgriff leichter Arbeitstachykardie bei angehaltenem Atem erhebliche Pulsverlangsamung herauszulocken. Es ist das teils eine Verschiebung des vorher bestehenden Beschleunigungstyps in einen Verlangsamungstyp, teils wirkliche Ausschlagszunahme.

Beschleunigung auftrat, in den relativ seltenen Fällen also einer gewissen Atropin-Immunität (Hering[1])). Wieweit freilich 1 $^1/_2$—2 mg Atropin die Vagusendigungen in Wirklichkeit zu lähmen imstande sind, darüber liegen Angaben nicht vor. Erwächst aus dieser Ungewißheit für die Atropinresultate dann, wenn sie die Ausschläge nicht aufheben, eine gewisse Kritik, so würde auf der anderen Seite eine Beseitigung der Frequenzbewegung möglicherweise in Analogie zu setzen sein zu der Wirkung jener künstlichen Tachykardie nach starken Anstrengungen, die ja die Ausschlagsgröße wesentlich herabsetzte, ohne daß Vaguslähmung erwiesen wäre. Kurven, in denen vor und nach Atropin die Tachykardie die gleiche war, vorher aber ein Ausschlag bestand, der nachher ausblieb, erbringt erst das Tierexperiment.

Wichtiger im Menschenversuch als diese Lähmungswirkung des Atropins ist darum für die respiratorische Prüfung das Initialstadium einer Pulsverlangsamung, auf das zuerst Kaufmann und Donath[2]) hingewiesen haben. Daß sich diese anfängliche Bradykardie fast in allen Fällen findet, geht aus den später angeführten Atropinwerten hervor, zugleich auch, daß es sich um ganz erhebliche Frequenzsenkungen handeln kann, bis um 30 Schläge pro Minute. Auch nach 2 mg Atropin pflegt bei Jugendlichen dieser Frequenzabsturz da zu sein, nach wenigen Minuten einsetzend und oft 10—15 Minuten anhaltend. — Gab uns vorhin Körperarbeit die Möglichkeit, die respiratorischen Prüfungen bei künstlich erhöhter Frequenz und entspanntem Tonus vorzunehmen, so haben wir es jetzt in der Hand, den gesteigerten Vagustonus einwirken zu lassen, die Skala der Spannungen und Entspannungen voll ausnutzend. Wieweit es sich hier um zentrale, wieweit um periphere Tonussteigerung handelt, ist an anderer Stelle besprochen. — Hier die Veränderungen im Reiz- und Lähmungsstadium des Atropins.

Ich beschränke mich auf eine kurze Zusammenfassung der Ergebnisse und auf wenige charakteristische Kurvenbeispiele, um später im speziellen Teil auf diese Ausschläge ausführlicher zurückzukommen.

a) Im Reizstadium vergrößert sich die Empfindlichkeit manchmal nicht unerheblich, der Ausschlag der maximalen Atemschwankung und des Dauerinspiriums kann bis zu 50 % zunehmen; daneben läßt sich nicht selten eine Wandlung des Gesamtausschlages feststellen im Sinne einer Verschiebung zum Verlangsamungstyp hin, umgekehrt aus dem Verlangsamungstyp in den Beschleunigungstyp.

Kurven mit Sekundärquote verwandelten sich mehrfach während der Tonussteigerung in eine reine Primärreaktion.

b) Das Lähmungsstadium beseitigt in der Regel die maximale Atemschwankung völlig, Primär- und Sekundärreaktion im Dauerinspiriumsversuch wie im Valsalva blieben stets erhalten.

---

[1]) H. E. Hering, Die Funktionsprüfung der Herzvagi beim Menschen. Münch. med. Wochenschr. 1910, Nr. 37.

[2]) Kaufmann und Donath, Über inverse Atropinwirkung. Wiener klin. Wochenschr. 1913, Nr. 29. Dort auch Literaturangaben.

Charakteristisch für die Primärreaktion ist ein Trägerwerden und eine Verkleinerung des Ausschlags: langsamer steigt die inspiratorische Beschleunigung an, hält ev. mehrere Sekunden länger vor nachdem das Dauerinspirium begonnen und senkt sich langsam, den tiefsten Punkt nicht selten erst am Ende des Dauerinspiriums erreichend. Noch ein weiteres ist charakteristisch: die Neigung auf der Höhe der Atropin-Tachykardie eine Wandlung in den Sekundärtyp einzugehen und wenigstens reaktiv eine Verlangsamung zu zeigen.

Die Sekundärreaktion des Dauerinspiriums und Valsalva wird nach 1 mg, ja selbst nach $1^1/_2$ mg meist erheblicher im Lähmungsstadium: Der Primäranteil stumpft sich ab, und es bleibt nur ein langsamer, träger Anstieg, reaktiv abfallend in langdauernde Verlangsamung.

$1^1/_2$ bis 2 Stunden nach Atropin pflegt die Ausgangskurve annähernd wieder erreicht zu sein, erst wenn die Tachykardie abgeklungen ist.

Die Abbildungen veranschaulichen einige dieser Wirkungen. Das erste Beispiel zeigt Formveränderungen der Primärreaktion im Lähmungsstadium, die beiden anderen Beispiele Änderungen der Sekundärquote in beiden Stadien; hier nicht am D-I-Versuch selbst, sondern vorgreifend an einem dosierten Valsalva, der das Charakteristische stärker hervortreten läßt. Die beiden Valsalvaparadigmen stellen die starke und die geringe Sekundärempfindlichkeit im Atropinversuch einander gegenüber.

12. Folge:
Primärreaktion unter Atropinwirkung.

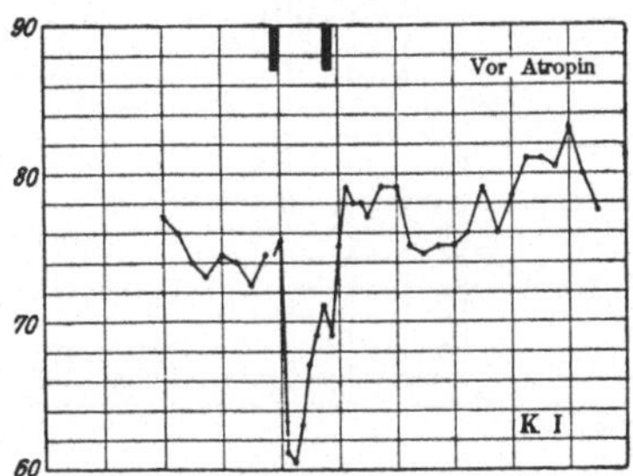

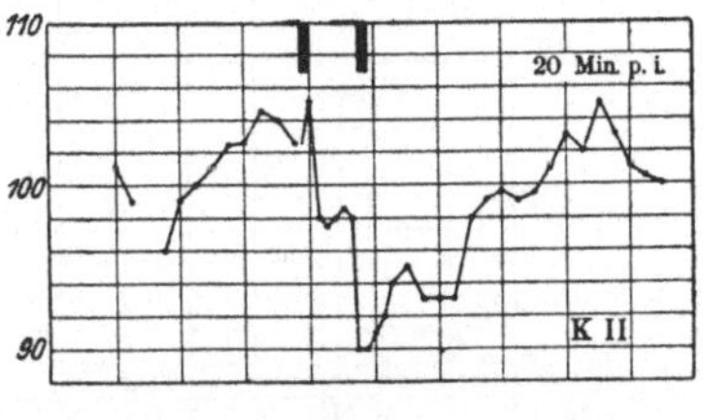

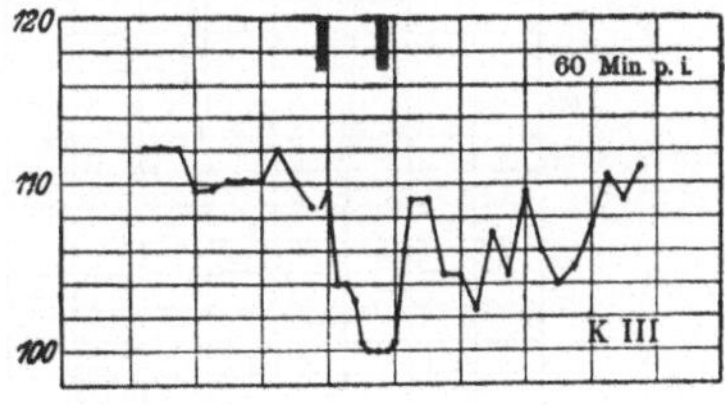

Beispiel K. für die Primärreaktion: (12. Folge.)

I. Vor $1^1/_2$ mg Atropin: Frequenz 75. Verlangsamungstyp. Langsames Wiederansteigen der Frequenz im Dauerinspirium.

II. 20 Minuten nach Injektion. Nach Frequenzanstieg auf 100 noch großer Ausschlag; treppenförmiger langsamer Abfall im Dauerinspirium, reaktiv protrahierte Rückkehr zur Ausgangsfrequenz (cf. die Tierkurve 15. Folge, II rechts).

III. Nach 1 Stunde bei Frequenz 110 noch immer träger Kurvenablauf, so daß der tiefste Punkt erst kurz vor der Exspiration erreicht ist.

13. Folge:
Sekundäranteil unter Atropinwirkung (dosierter Valsalva), 1.

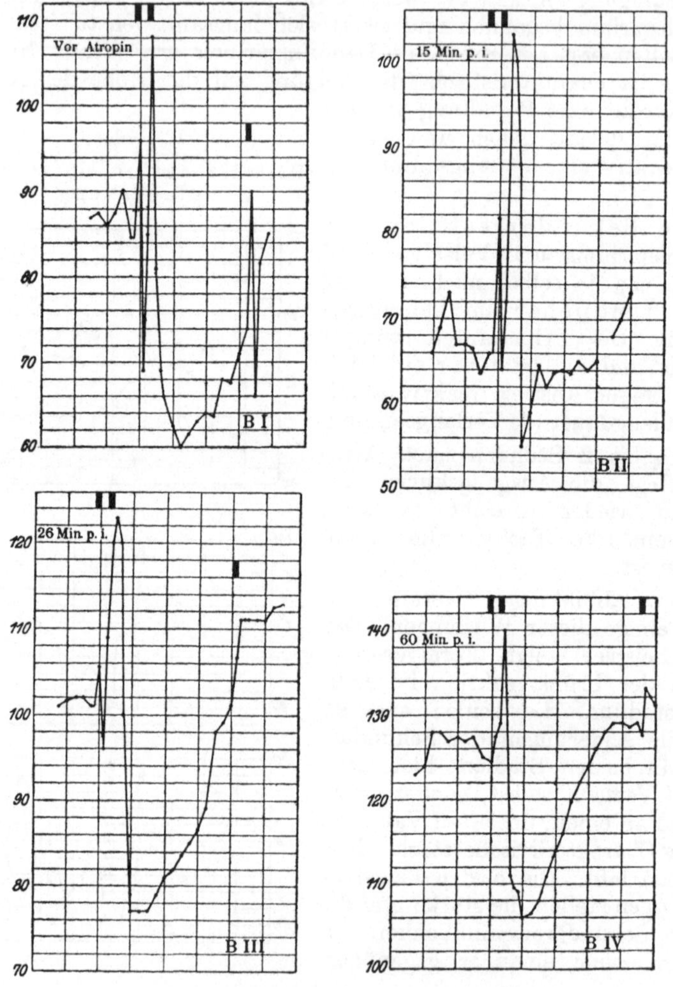

Patient B: Starke Sekundärempfindlichkeit.

Beispiel B. hochgradige Sekundärempfindlichkeit im Valsalva.

I. Valsalva 6 Sekunden 40 mm. Vor 2 mg Atropin. Ruhefrequenz ca. 87. Verlangsamungstyp. Die Primärquote wird schnell überwunden von einem sekundären Frequenzanstieg auf 108, dem langdauernde Verlangsamung bis auf 60 hinunter folgt. MA. im Anstieg 30—35.

II. Idem im Atropinreizstadium 15 Minuten post inj. Die Pulsfrequenz ist infolge Vagusreizung abgesunken auf ca. 65 Schläge. Darüber

14. Folge:
Sekundäranteil unter Atropinwirkung (dosierter Valsava), 2.

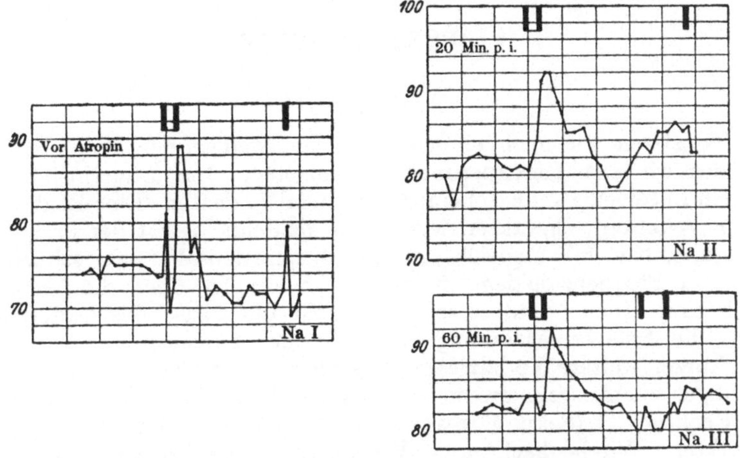

Patient Na: Geringe Sekundärempfindlichkeit.

ist der Valsalvaausschlag in einen Beschleunigungstypus übergeführt worden.

III. Idem 26 Minuten post inj. Ausgangsfrequenz jetzt 102, im Anstieg begriffen auf 110. Die Primärquote des Valsalva ist verringert, die Sekundärquote mächtiger als in I. Eine MA. ist noch erhalten.

IV. Idem nach 60 Minuten. Frequenz ca. 125. Ein Primäranteil existiert nicht mehr; dagegen noch ein starker Sekundärausschlag.

Beispiel Na. Geringe Sekundärempfindlichkeit im Valsalva.

I. Valsalva 6 Sekunden 40 mm vor subk. Injektion von 2 mg Atropin Ausgangsfrequenz 75. Mäßiger Primärausschlag im Valsalva, geringe MA. Geringer Sekundäranteil: die reaktive Verlangsamung bleibt aus.

II. Idem 20 Minuten post inj. Frequenz gestiegen auf 80. Primäranteil fort, Sekundäranteil träge.

III. Idem 1 Stunde post inj. Frequenz ca. 82. Primärquote wieder angedeutet, auch in dem angeschlossenen D-I-Versuch kleiner träger Ausschlag. Verringerter Sekundäranteil.

Die Zusammenfassung dessen, was der Versuch am Menschen bieten kann, gibt uns gewisse Anhaltspunkte ätiologischer Art. Die Primärreaktion erschien abhängig vom Dehnungszustande der Lunge, die Sekundärquote wies Beziehungen auf zu Füllungsveränderungen; Atropin ließ auch nach $1^1/_2$—2 mg bei mächtiger Tachykardie den Primärausschlag in verringerter Größe bestehen, den Sekundärausschlag, vor allem des Valsalva, eher vergrößernd; künstliche Tonusschwankungen ließen die Kurvenform auf- und niedertauchen, die Ausschlagsgröße meist konservierend. Weitere Klärung kann nur das Tierexperiment bringen.

Zweites Kapitel.

Tierexperimente.

Einleitung.

Skizzieren wir noch einmal kurz die Zweiheit der Fragestellung, mit der wir ans Tierexperiment herantreten. Der Dauerinspiriumsversuch in seinen zwei Erscheinungstypen ist zu deuten. Eine Reaktion I (Primärreaktion), charakterisiert durch die Schnelligkeit der Frequenzbewegung, tritt auf zugleich mit dem Inspirationsakt: sehr schnell erfolgt ein Frequenzanstieg, meist 1—2 Sekunden über die beendete Inspiration hinaus, und es setzt dann für die Phase des Dauerinspiriums die Pulsverlangsamung ein. Mit der Exspiration geht selten eine kurze, weitere Verlangsamung einher, meist Beschleunigung und Abklingen zur Ausgangsfrequenz, in glatter Kurve oder in Wellenform. Die Reaktion II (Sekundärreaktion), ist offenbar weit träger in ihrem Charakter. Wir beobachten im Verlauf des Dauerinspiriums, meist im Anschluß an eine initiale Reaktion I ein Ansteigen der Frequenz, hinausreichend über den Exspirationsakt, gefolgt von reaktiver Verlangsamung. Schon die Versuche beim Menschen ließen den Schluß zu, daß Momente der Herz- und Arterienfüllung hier den Ausschlag geben.

Das Tierexperiment hat die Aufgabe, diese beiden Erscheinungstypen zu reproduzieren und auf ihren Auslösungsmechanismus zu untersuchen. Ich beginne mit einer Übersicht über die Literatur.

Die grundlegende Arbeit über den puls. resp. ist die zweite Mitteilung Ewald Herings aus dem Jahre 1871 [1]) über eine reflektorische Beziehung zwischen Lunge und Herz. Sie bringt uns Aufklärung über den inspiratorischen Anteil des puls. resp.: „Mäßige Aufblähung der Lunge vermehrt die Herzschläge". Durch Ausschluß anderer Faktoren (der veränderten Zirkulationswiderstände, der veränderten Bedingungen des Gasaustausches) kommt Hering zu der Hypothese, daß durch Aufblähung die sensiblen Nervenfasern der Lunge gereizt werden und so den Tonus des zerebralen Zentrums mindern; daß der zentrifugale Vagus mit im Spiele ist, konnte er definitiv beweisen, durch den Effekt von Vagusdurchschneidung und Atropin, sowie endlich durch die Tatsache, daß die Frequenzsteigerung nie über die Durchschneidungsfrequenz hinausgegangen ist. In seiner Schlußbemerkung gibt Ewald Hering gewisse Schwierigkeiten zu. Bei 30 Hunden gab es Versager: unter anderem Tiere, die keinen häufigeren oder sogar einen selteneren Herzschlag zeigten. Das war die Regel bei übermäßigem Aufblähen, „warum es aber bei manchen Tieren auch schon bei . . . mäßigen Aufblasungen eintritt . . . . weiß ich bis jetzt nicht genügend zu sagen".

---

[1]) Ewald Hering, Sitzungsberichte der kaiserlichen Akademie der Wissenschaften. Wien 1871, Bd. 64.

Frédericq [1]), die Deutung der Experimente Herings bezweifelnd, stellt ihr seine These einer rein automatischen Aktion des Herzzentrums entgegen, des in enger wechselseitiger Beziehung zum Atemzentrum stehenden Hemmungszentrums, die sich als Asphyxiewirkung in Atembewegungen und parallelen Blutdruck- und Frequenzwellen äußert (Frédericqsche Erscheinung). Für eine Automatie des Vaguszentrums treten u. a. gleichfalls ein Verworn [2]) und zuletzt Carlo Foà [3]), der den Nachweis einer völligen Unabhängigkeit der Frédericqschen Erscheinung von den Lungen- und Atmungsbewegungen in schöner Weise bei der Meltzer Auerschen Atmung zu demonstrieren vermag.

Foàs Ergebnisse klären das Phänomen weiter dahin, daß die Blutdruckwellen nicht Folge sein können der Frequenzbewegungen, vielmehr eine Parallelerscheinung darstellen; und konstatieren auch insofern eine gegenseitige Unabhängigkeit der Zentren, als sowohl Atem- wie Vaguszentrum außer Tätigkeit sein können bei noch erhaltenen Blutdruckwellen (Chlorallähmung).

Nun schließt diese Feststellung einer Automie in keiner Weise aus, daß unter anderen Bedingungen reflektorische Einflüsse in dies Spiel der Zentren eingreifen können, sei es Lungenvaguswirkung, sei es ein Reflexmechanismus anderer Art. Brody und Russel [4]) bestätigen die Heringsche These; bei den von Hering aufgewandten geringen Inspirationsdrucken sahen auch sie inspiratorische Beschleunigung auftreten, bei Atmung mit starkem Überdruck dagegen Verlangsamung, — sowohl bei kurarisierten wie bei nichtkurarisierten Tieren. Elektrische Reizung der einzelnen Vagusäste am zentralen Stumpf erwies die Lungenäste als die allerempfindlichsten, wirkend sowohl aufs Vagus- wie aufs Vasomotorenzentrum. — Auch Jappelli [5]) bringt Beweise für die Lungenvagustheorie: er kommt zu dem Schluß, daß beim Hunde die auf das herzhemmende Zentrum gerichteten Reize vor allem von der Lungenoberfläche her dorthin gelangen. Von anderen Reflexmechanismen werden angeführt die Muskelbewegungen zugleich mit der Atmung (Spalitta) [6]), wohl widerlegt durch Kurarisierungsversuche, erneut durch Blumenfeld und Putzig, ferner Füllungs- und Blutdrucksänderung (Blumenfeld und Putzig) [7]).

---

[1]) Frédericq, De l'influence de la respiration sur la circulation. Arch. de Biol. 1882.

[2]) Verworn, Zur Analyse der dyspnoischen Vagusreizung. Arch. für Anat. und Physiol. 1903, S. 65.

[3]) Carlo Foà, Periodische Automatie der herzhemmenden und des vasomot. Bulbärzentrums. Pflüg. Arch. Bd. 153.

[4]) Brody und Russel, On reflex cardiac inhibition. The Journal of physiol. 26, 1901.

[5]) Japelli, Sulla genesi delle modificacioni del ritmo cardiaco. Arch. di Fisiol. fasc. 5, 1908.

[6]) Spalitta, Sur les modifications respiratoires du rhythme cardiaque. Arch. Ital. de Biol. A. 35, 1901.

[7]) Blumenfeld und Putzig, Exper. electrokard. Studien über die Wirkung der Respiration. Pflüg. Arch. 155, 1914.

Diese letzte Arbeit von Blumenfeld und Putzig ist die einzige, die geradezu eine Nachprüfung des Albrechtschen Hauptversuches ins Auge faßt, sie sei darum ausführlicher zitiert. Gearbeitet ist mit künstlicher Atmung bei geschlossenem Thorax. Die Nachahmung des Dauerinspiriumsversuches wird erstrebt durch kontinuierliche Sauerstoffeinblasung bei verhinderter Exspiration unter einem Druck von 20 ccm Wasser: „dieser Versuch bewirkt bei den meisten Tieren eine starke gleichmäßige Beschleunigung ohne Frequenzschwankungen, wahrscheinlich durch direkte Reizwirkung auf das Herz". Auch nach beiderseitiger Vagotomie trat eine geringe Beschleunigung im Versuch auf; das spricht den Autoren weiterhin für einen direkt auf das Herz wirkenden Reiz. Die Frage nach der peripheren oder zentralen Auslösung des Pulsus respiratorius beantworten Blumenfeld und Putzig etwa wie vordem Lommel[1]): Beide Momente sind wirksam. Die primäre Automatie des Zentrums wird sekundär durch von der Peripherie ausgelöste Reflexe modifiziert, doch bleibt die Tätigkeit des Zentrums erhalten. Als wesentlichster Punkt werden, wie erwähnt, angeführt die durch die Atmung bewirkte Füllungsänderung des Herzens und die damit zusammenhängenden Änderungen des Blutdruckes, sowie bis zu einem gewissen Grade die periodischen Schwankungen im Tonus des Gefäßnervensystems.

Wenn in den vorher genannten Arbeiten nur der Vagus herangezogen war für die Erklärung respiratorischer Frequenzschwankungen, so erwähnen Blumenfeld und Putzig also auch einen Beschleunigungsanteil, der nach Vagotomie bestehen bleibt. In gleichem Sinne hat sich vordem H. E. Hering ausgesprochen[2]). Bei Anwendung einer besonderen Methodik (Ausreißung der Akzessorii, Verschmähen des Atropins) sah Hering die Beschleunigung der Herzschläge nach Aufblasen der Lunge nicht gänzlich beseitigt. Er denkt an zentripetale Fasern, die nicht durch den Vagus gehen, resp. an die Nervi accelerantes. Damit ist also auch der Sympathikus in das Bereich der Betrachtungen gezogen. — An dieser Stelle sei auch die Beobachtung Herings angeführt, daß durch tiefes und beschleunigtes aktives oder passives Atmen die Frequenz der Herzschläge gesteigert wird und daß diese Steigerung zum Teil gebunden ist an die Integrität der Herzhemmungsfasern.

Diese Aufführung experimenteller Untersuchungen über den Pulsus respiratorius gibt, wenn sie auch auf Vollständigkeit nicht Anspruch erheben kann, wenigstens die Richtlinien wieder, in denen gearbeitet wurde. Ein vagischer Anteil steht unumstritten da; ob Reflex oder nicht, darüber herrscht Zweifel. Auf diesen Anteil des vagischen Systems wird im folgenden einzugehen sein in Ausschaltungsversuchen der einzelnen Glieder — der zentrifugalen Bahn, des Zentrums, wie eventuell zentripetaler Fasern, und weiter wird festzustellen sein, wie weit dem Vagus allein die Herrschaft zukommt, wie weit er sie teilen muß mit muskulären oder sympathischen Einflüssen.

---

[1]) Lommel, a. a. O.

[2]) H. E. Hering, Über die Beziehung der extrakardialen Herznerven zur Reizung der Herzschlagzahl bei Muskeltätigkeit. Pflüg. Arch. Bd. 60.

Über diese Richtlinien hinaus aber weisen die früheren Arbeiten nicht. In Frage stehen ganz bestimmte Frequenzbewegungen, die bei der Sonderanordnung des Dauerinspiriumsversuches in Erscheinung treten; diese Frequenzausschläge sind auch in den darauf abzielenden Versuchen Blumenfelds und Putzigs keineswegs gewonnen worden. Und so wird der nächste Abschnitt, der einleitend die experimentelle Methoden behandelt, erst zu erweisen haben, ob sich die beiden Typen überhaupt im Tierexperiment wiedergeben lassen.

A. Tierexperimentelle Methodik, Reproduktion beider Reflexe.

Den Ausgangspunkt für das Tierexperiment muß eine Atmung bieten, die der oberflächlichen menschlichen Atmung in Parallele zu setzen wäre; nur daß man im Tierversuch zu künstlicher Respiration bei doppeltem Pneumothorax wird übergehen müssen, um die Möglichkeit von Atmungsmodifikationen in der Hand zu halten. Denkbar wäre als völliges Analogon zu den normalen Respirationsbedingungen eine Anordnung, bei der das Pneumothoraxtier in einen luftdichten Kasten hineingesetzt wird, aus dem lediglich das abgedichtete Trachealkanülenrohr herausragt. Dem wechselnden Dondersschen Druck im Thorax vergleichbar werden in dem Kasten abwechselnd ein stärkerer und ein schwächerer Grad von Luftverdünnung hergestellt und so respiratorische Atembewegungen der Lunge vermittelt. Auch darin ist die Vergleichbarkeit mit normalen Verhältnissen eine absolute, daß sämtliche Organe des Mediastinums den Wirkungen des schwankenden negativen Druckes in gleicher Weise ausgesetzt sind wie die Lungen.

Aber eben diese Mitbeeinflussung des Mediastinums, speziell des Herzens, ist ein Nachteil des Verfahrens, weil es gerade erwünscht sein muß, zu scheiden zwischen reiner Lungen- und reiner Herzwirkung. So erscheint diese mehr physiologische Anordnung unterlegen einer zweiten überdies viel einfacheren Methode, bei der nicht Lungendehnung durch Ansaugung zum Prinzip erhoben ist, sondern Lungendehnung durch Überdruckatmung. Die geschilderten Ergebnisse der Überdruckatmung beim Menschen berechtigen zu dieser an sich unphysiologischen Art der Respiration.

Eine Schwierigkeit ergibt sich daraus, daß bei Überdruckatmung infolge Änderung der Elastizitätsverhältnisse der Lunge eine allmähliche Vergrößerung des Lungenvolums zu befürchten ist, während sich in gleichem Maße die respiratorische Exkursion verringert: denn die in ihrer Elastizität geschädigte Lunge besorgt die Austreibung der eingepumpten Gasmenge immer träger und unvollständiger. Man geht dieser Schwierigkeit aus dem Wege, wenn man einen Respirationsapparat mit Doppelpumpenbetrieb benutzt. Von zwei parallel arbeitenden Pumpen, deren Fassung sich je nach der Größe des Tieres variieren läßt zwischen je 80 und 300 ccm, treibt die eine Luft hinein in die Lunge, die andere saugt sie wieder ab. Vier Ventile regeln Zu- und Abfuhr.

Eine weitere Pumpe, von der gleichen Motorachse getrieben, erlaubt Gasmischungen in jedem gewünschten Verhältnis. So gelingt es, selbst bei mehrstündigen Experimenten, die Lunge in gleichem Elastizitätsgrad zu erhalten und überdies das respirierte Volum bei jeder beliebigen Mittellage zu beherrschen: unter der Voraussetzung, daß Zu- und Abfluß beliebig variierbar sind.

Die geschilderte künstliche Respiration erfordert eine Atmungsart, bei der sowohl Atemvolum, wie Atemfrequenz den physiologischen Verhältnissen des Tieres angenähert sind (meist 100—150 ccm Atemvolum bei 25—30 Atemzügen pro Minute). Den Druck wählt man zweckmäßig schwankend zwischen $\pm$ 0 mm Hg Exspirationsdruck und 2—3 mm Inspirationsdruck (zu messen bei Ausschaltung der Atmung in beiden Phasen). Nicht gerne höher, weil sonst die Lunge doch ihre Elastizität verliert. Zugeführt werden reiner Sauerstoff oder Gasmischungen, von denen später die Rede sein wird.

Bei dem narkotisierten Tier (Katzen mit Paraldehyd, Hunde mit Morphium; ev. Äther vor der Operation) wird nach Einführung der Trachealkanüle und künstlicher Respiration ein breiter Pneumothorax angelegt. Das gelingt fast ohne Blutverlust bei Anwendung mächtiger Klemmen, zwischen denen man zuerst beiderseits des Sternums große Fenster anlegt, die sich nach Abquetschung des Sternums oben und unten leicht zu breiter Öffnung des Thorax verbinden lassen. Schonender ist es, die Sternumbrücke bestehen zu lassen und die Lunge in feuchten Kammern zu halten. Kurare ist nur in den ersten Experimenten gegeben. Von Bewegungen stört höchstens Zwerchfellkontraktion, die durch beiderseitige Phrenikusdurchschneidung ausgeschaltet wurde. Die Registrierung des Pulses geschah mit einem geschlossenen Luftsystem und Marreyscher Trommel: Man läßt die Herzspitze anschlagen gegen eine Kapselmembran, die den Impuls an den Schreiber weitergibt. Die Vorhofstätigkeit markiert sich zumeist mit. Perikardreizung ist nicht zu befürchten; die Herzspitze, die gewohnt ist gegen die Brustwand zu schlagen, kann unmöglich gereizt werden durch das Anschlagen gegen die zarte Gummimembran. Das beweist auch der Kontrollversuch mit Arterienschreibung. Auch hier kommt der Maekenziesche Polygraph mit seiner einfachen Tintenschreibung sehr zu statten. Die Umarbeitung der Tierpulskurve ist natürlich dieselbe wie sie vorhin beim Menschen geschildert war.

Die Verhältnisse, die sich bei einem derart künstlich respirierten Tier dem Beschauer bieten, sind die mannigfaltigsten. Die Herzfrequenz ist jeweils hoch oder niedrig; bald liegt das Tier in völliger Apnoe da, bald erleben wir jenes wundervolle Phänomen der Synchronatmung, das spontane Mitatmen des Tieres in Form von Atembewegungen des Thoraxstumpfes, des Zwechfelles, der Bauchpresse — jenes Phänomen, das Hering und Bräuer zur Entdeckung der Selbststeuerung der Atmung durch die Lunge führte; dann wieder sehen wir statt der Synchronatmung völlig unabhängig von den Lungenbewegungen langsame, ausgiebige Atmungsexkursionen der Atmungsmuskulatur, offenbar von einem Atemzentrum geleitet. Mit der Rumpfatmung einhergeht oft ein puls. resp., ob nun Synchronatmung besteht oder nicht.

15. Folge:

Beispiele für die Primärreaktion im Tierversuch.

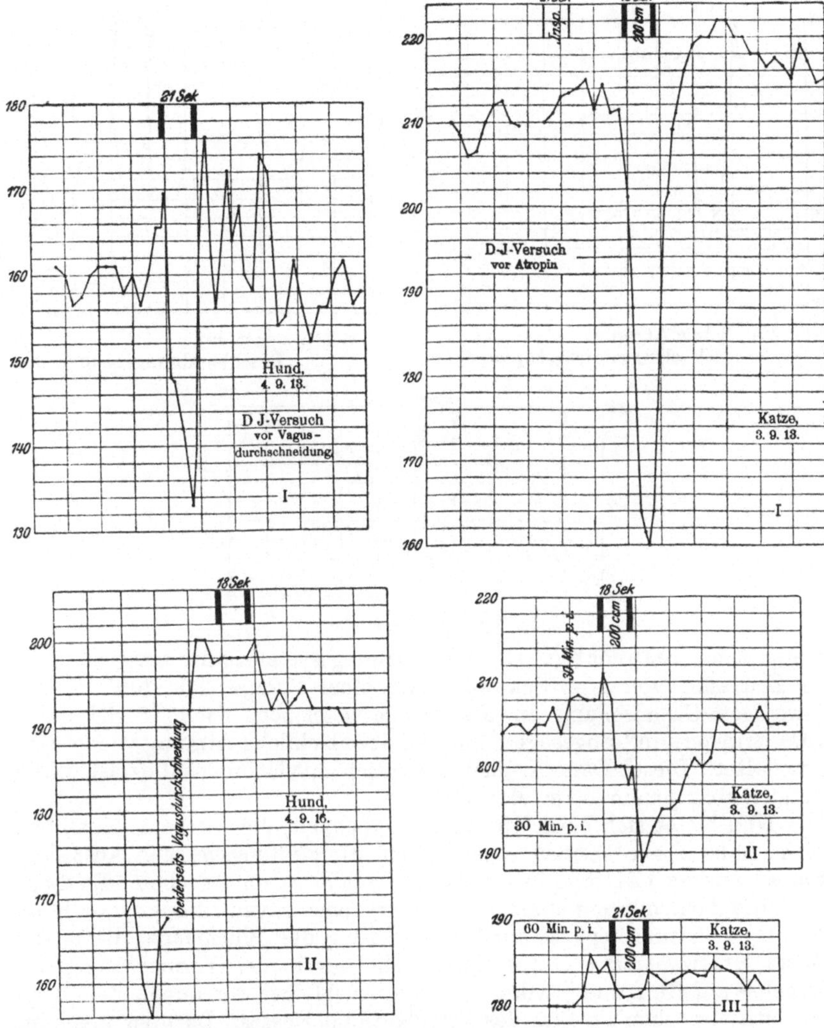

Katze von 3 kg, 3. 9. 13.

Langsames Schwinden eines Verlangsamungstypes nach 1 mg Atropin.

Hund von 12 kg, 4. 9. 13.

Primärreaktion beseitigt durch Vagusdurchschneidung.

Nehmen wir diese verschiedenen Pulsgrundlagen vorläufig einmal als gegeben hin und wenden uns zu der Nachahmung des Dauerinspiriumsversuchs als derjenigen Prüfungsart, deren ätiologische Klärung in

16. Folge:
„Primärreaktion im Tierversuch, 2“.
Katze, 5. 9. 13.

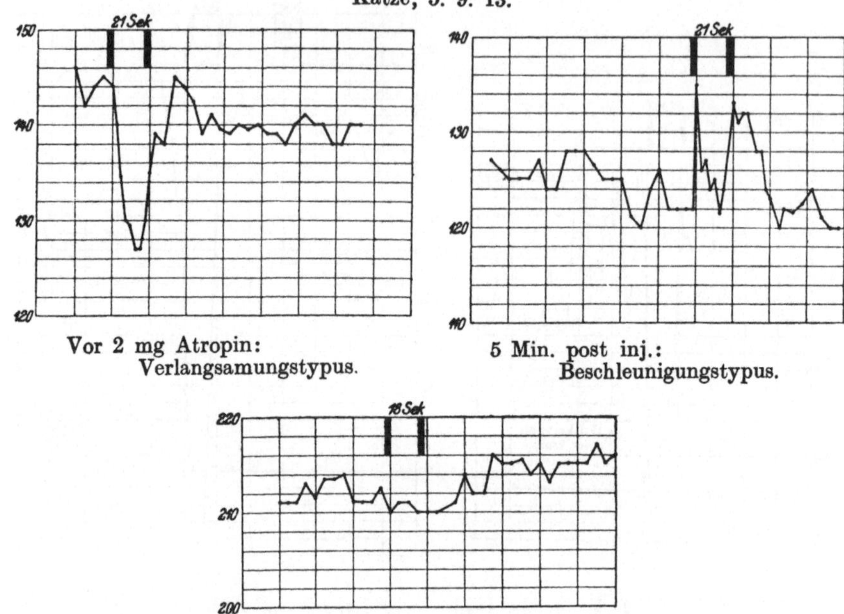

Vor 2 mg Atropin: Verlangsamungstypus.

5 Min. post inj.: Beschleunigungstypus.

45 Min. post inj.

erster Linie beabsichtigt ist. Das Atmungssystem wird ausgeschaltet; im Zeitraum von 1—2 Sekunden aus einer Pumpe 200—400 ccm der jeweiligen Gasmischung in die Lunge getrieben, nach 18 Sekunden „Dauerinspirium“ abgesogen und die oberflächliche Atmung wieder eingeschaltet. Dieser Dauerinspiriumsversuch mit Überdruckluft ist völlig vergleichbar jenem beim Menschen.

Nun bietet sich beim Tier eine Möglichkeit, die wir beim Menschen nicht haben: wir können einen reinen Herzfüllungsversuch anstellen, um so gewisse Faktoren des Valsalva isoliert zu untersuchen. Es dient dazu die Abklemmung einer oder beider Venae cavae 12 Sekunden lang. Das Gemeinsame liegt in der Verminderung der Blutmenge, die in die Aorta einströmt; der Unterschied nicht nur in der Vermeidung jedes Druckes auf Herz und Perikard, in dem Ausbleiben der Lungendehnung: sondern vor allem im Sitz des Kreislaufhindernisses. Darüber mehr im Anhang.

Was ist das Ergebnis dieser Prüfung? Nun, die Abbildungen der 15.—18. Folge zeigen, daß sich alle Formen der Primärreaktion, die wir vorher beim Menschen erzeugen konnten, im Tierexperiment reproduzieren lassen, daß auch die Sekundärreaktion hier wiederkehrt. Die Form aber der Sekundärreaktion hat eine derartige Ähnlichkeit mit der Pulsform nach Abklemmung der Vena cava, daß eine gemeinsame Ursache überaus wahrscheinlich wird.

17. Folge:
Beispiele für die Sekundärreaktion im Tierversuch, 1.

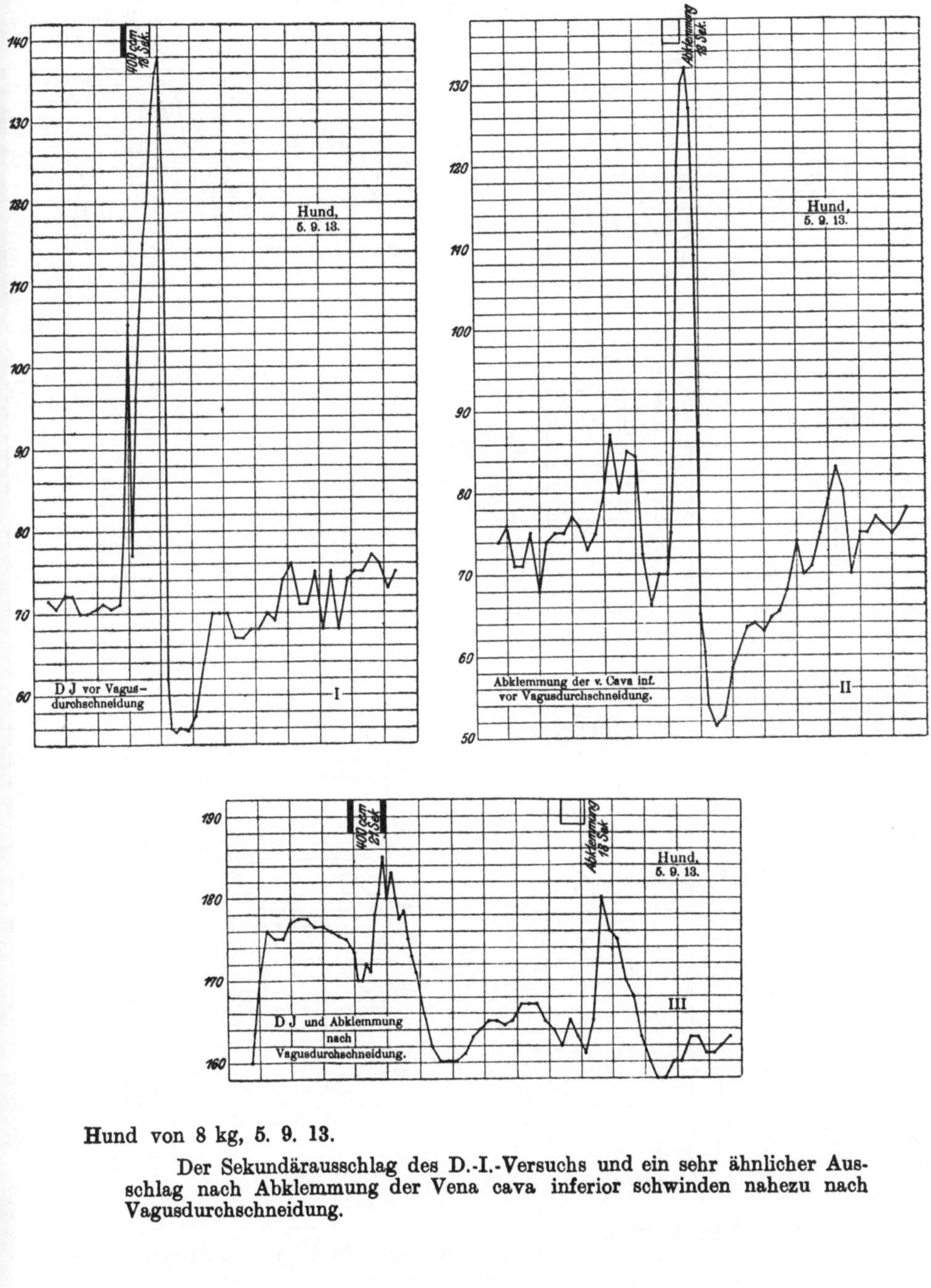

400 ccm 18 Sek.
Hund, 5. 9. 13.
D J vor Vagusdurchschneidung
I

Abklemmung 18 Sek.
Hund, 5. 9. 13.
Abklemmung der v. Cava inf. vor Vagusdurchschneidung.
II

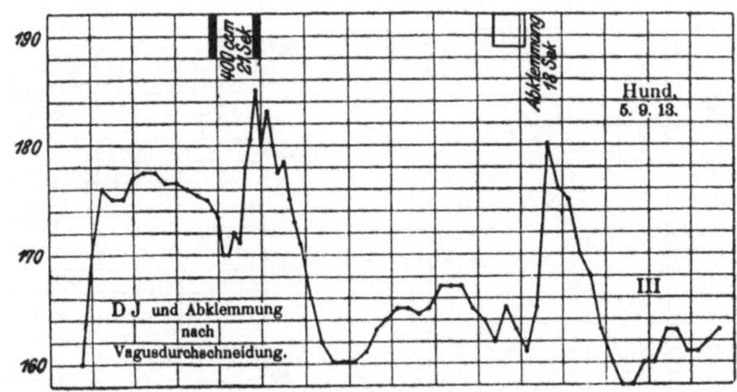

Hund von 8 kg, 5. 9. 13.

Der Sekundärausschlag des D.-I.-Versuchs und ein sehr ähnlicher Ausschlag nach Abklemmung der Vena cava inferior schwinden nahezu nach Vagusdurchschneidung.

18. Folge:
Beispiele für die Sekundärreaktion im Tierversuch, 2.

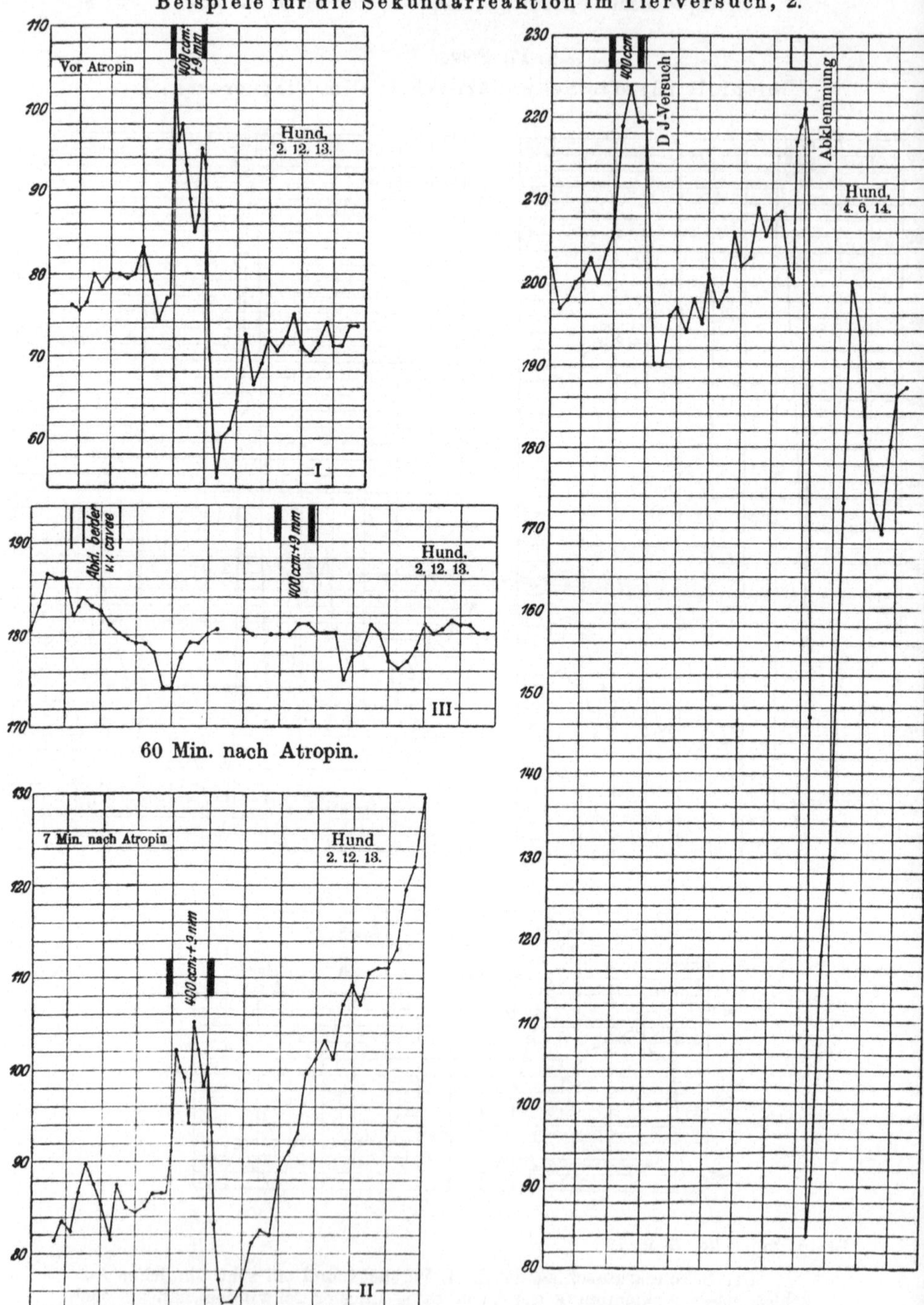

Hund von 6 kg, 2. 12. 13.

Völlige Beseitigung eines Sekundärausschlags durch 1 mg Atropin, 1 St. post injectionem (III). II = Sekundärreaktion im Frequenzanstieg.

Hund von 20 kg, 4. 6. 14.

Sekundärausschlag des D.-I.-Versuchs und Abklemmungsausschlag bei hoher Ausgangsfrequenz.

B. Die Primärreaktion und ihre Beziehungen zum Vagus.

1. Ausschaltung des zentrifugalen Vagus.

Betrachten wir zunächst die Primärreaktion und ihr Verhältnis zur Vagusinnervation in der erwähnten Dreiteilung: — zentrifugaler, zentripetaler Anteil, Zentrum, — so können wir, was die Untersuchung der zentrifugalen Bahn des Vagus anbetrifft, direkt anknüpfen an die Befunde beim Menschen. Der Versuch, durch Atropin den Herzvagus zum Schweigen zu bringen, war dort nicht einwandfrei gelungen. Wohl erfolgte nach Pulsfrequenzanstieg eine Minderung der Ausschlagsgröße, eine Formveränderung der Kurve, allein ein Zweifel blieb in der Deutung. War wirklich die Lähmung eine unvollständige und darum der Ausschlag nie zu beseitigen — oder trat nur jetzt nach Ausschaltung des Vagus in diesen modifizierten Ausschlägen die nackte Automatie oder Sympathikuswirkung zutage?

Aus diesen Zweifeln befreit uns das Tierexperiment. Hier können wir genügend große Dosen anwenden und uns überdies mit elektrischer Halsvagusreizung orientieren. Nach 3—4 mg resultiert völlige Vaguslähmung in wenigen Minuten sowohl beim Hund wie bei der Katze; nach 1 mg meist erst in einer Stunde, wenn sie überhaupt auftritt. Bei dieser protrahierteren Lähmung aber haben wir den Vorteil, auch auf alle jene Stadien fahnden zu können, die sich beim Menschenversuch geltend machen. — Und diese Versuche beweisen nun schlagend, daß der Vagus allein verantwortlich ist für die Frequenzalteration der Primärreaktion. Ist der Vagus tot, so bleibt jede Reaktion aus. Jene Formveränderungen der Kurve aber, die wir beim Menschen sahen, kehren in genau derselben Form auch beim Tier wieder, während der Übergangsstadien bis zur völligen Lähmung, so daß wir rückschließend beim Menschen von partiell atropinisiertem Herzvagus sprechen dürfen, wenn wir jene trägen Ausschläge finden.

Auch das Vagusreizstadium wird beim Tier beobachtet. Ausschlagsänderungen in diesem Reizstadium sind wiederum ganz analog denen beim Menschen. Bald werden die Exkursionen im ganzen größer, bald verschiebt sich der Ausschlag aus einem Verlangsamungstyp in einen Beschleunigungstyp. — Ein zweiter Modus der Vagusausschaltung im Tierexperiment ist die Durchschneidung des Halsvagus.

Aus meinem Kurvenmaterial wähle ich Beispiele, die ich bereits auf dem Wiesbadener Kongreß 1914 gezeigt habe, die aber in der Publikation nicht abgebildet sind (siehe 15. und 16. Folge).

4. IX. 1913. Hund, 12 kg, 6 ccm 2 % Morph. Äther. Doppelter Pneumothorax.

Dauerinspiriumsversuch vor und nach Vagusdurchschneidung.

Frequenzanstieg von 160 auf 200.

3. IX. 1913. Katze, 3 kg, 5 ccm Paraldehyd. Einseitiger Pneumothorax.

1. Dauerinspiriumsversuch vor Atropin. . . . . bei 210 Pulsen
2. „ nach 30 Min. nach 1 mg Atr. „ 210 „
3. „ „ 1 Std. „ 1 „ „ „ 180 „

Vagi jetzt elektrisch unerregbar. Von vornherein also bestand Vaguslähmungsfrequenz.

5. IX. 1913. Katze, $3^1/_2$ kg, 6 ccm Paraldehyd. Doppelter Pneumothorax.

1. Verlangsamungstyp vor Atropin (Freq. 140).
2. Beschleunigungstyp 5 Min. nach Inj. (Freq. 125)
3. Kein Ausschlag mehr nach Vaguslähmung.

2. Beziehungen zum zentripetalen Vagus.

Eine zweite Aufgabe gilt der Entscheidung: zentrale Reaktion oder Reflex. Wir werden nie von einer reflektorischen Frequenzänderung sprechen, wenn die chemischen Bedingungen des das Kopfmark durchströmenden Blutes beherrschend sind: diese Möglichkeit war schon im Menschenversuch ausgeschlossen. Aber darüber hinaus gab der klinische Versuch schon positive Anhaltspunkte, welcher Art die Reflexregulierung sein könne: das Gemeinsame, das nie fehlt bei der Entstehung der Reaktion, ist die Dehnung des Alveolarbaums. Die Überdruckversuche beim Menschen boten eine klare Illustration: je stärker der angewandte Druck um so stärker die Verlangsamung. Es besteht also ein Parallelismus zwischen Frequenzausschlag und Reizgröße = Dehnung der Alveolen.

Wie aber soll die Alveolardehnung diesen dominierenden Einfluß gewinnen ohne nervöse Übermittlung? Eine derartige nervöse Brücke ist ja nichts Unerhörtes. Wir wissen, daß es Lungenvagi gibt, wir erfahren von Brody und Russel, daß sie stärker reizbar sind als irgendwelche Fasern, die sonst im Nervus vagus verlaufen.

Der Beitrag des Tierexperiments zur Aufklärung über die Reflexnatur erstreckt sich also auf das direkte Aufsuchen der afferenten Fasern und Aufheben des Frequenzausschlags durch Ausschalten der Reizzufuhr. Nun ist die Durchschneidung beider Lungenvagi in allen ihren Ästen technisch kaum möglich. Ich habe an 5 Tieren versucht, indem ich die Thoraxfenster zu beiden Seiten der Wirbelsäule anlegte, die Lungenvagusfasern zu präparieren und nach elektrischem Reizversuch zu durchtrennen. Alle diese Experimente sind mißglückt. Bald wurden die Lungen zu sehr lädiert, bald stellte sich über dem Arbeiten am Vagus Vaguslähmungsfrequenz ein. Brody und Russell haben in der zitierten Arbeit unter einfacheren Bedingungen arbeiten können, weil sie sich auf einseitige Lungenvagusdurchschneidung beschränken konnten.

Doch gibt es eine andere Form der Ausschaltung der Lungenvagi: Novokaininjektion in beide Lungenhilus hinein; eine Form, die in unserem Fall genau soviel leistet wie die exakte Aufsuchung und Durchschneidung der Lungenäste: denn andere als Vagusfasern kommen unmöglich ätiologisch in Frage. Es ist mir bisher freilich nur an einem Hunde gelungen,

19. Folge:
Lungenvagusausschaltung.
Hund, 12. 5. 14.

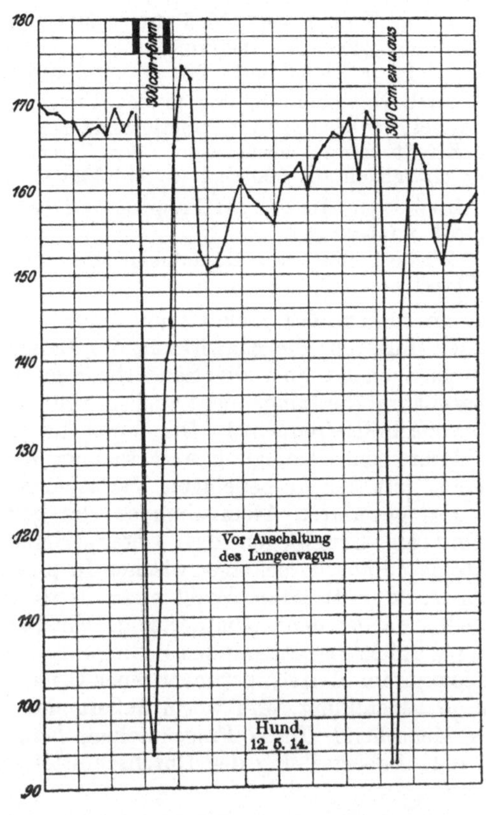

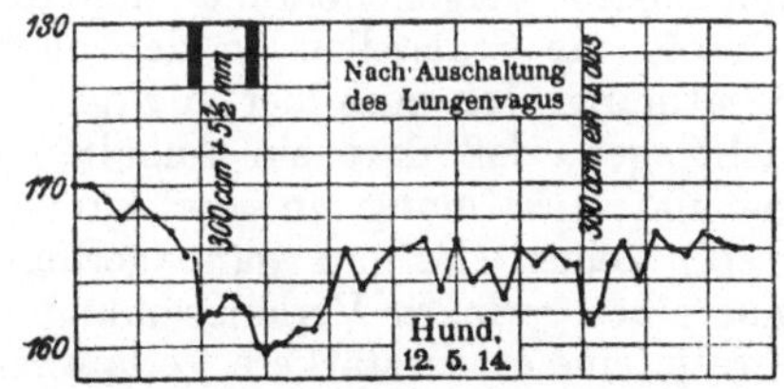

einen klassischen Primärreflex durch diese Novokainisierung beider Hilus zu beseitigen. Es handelte sich um einen Canis mit ausgesprochenem Verlangsamungstyp ohne inspiratorische Beschleunigung, wie er sich ja auch bei Menschen findet. Die Abbildungen der 19. Folge zeigen die Parallelkurven und zeigen zugleich, daß die Pulsfrequenz genau die gleiche geblieben ist. Soviel vorerst die Reflexnatur der Primärreaktion.

Protokoll vom 12. V. 1914. Männlicher Hund, 7 kg. 1 Stunde vor Operation 7 ccm 2 $^0/_0$ig Morphium. Äther. Atmung eingestellt auf 100 ccm.

1. Kurve. Frequenz 165. Einblasen von 300 ccm (+ 6) verlangsamt in tiefem Sattel auf 96.

2. Kurve. Wiederholung bei 170 Pulsen: 300 ccm 18 Sekunden lang (+ 6) verlangsamt schon im Inspirationsakt auf 153, während des Dauerinspiriums auf 94 (s. Abbildung) 300 ein und aus macht dasselbe.

3. Kurve. Nach Novokaininjektion in den Lungenhilus (je 10 ccm 3 $^0/_0$ig) beiderseits: bei Frequenz 170 hat Dauerinspiriumsversuch mit 300 ccm (+ $5^1/_2$) keinen Effekt mehr, ebensowenig der Versuch auf maximale Atemschwankung mit gleichfalls 300 ccm (s. Abbildung).

4. Kurve. Inzwischen Anstieg der Frequenz auf 190: beide Halsvagi sind elektrisch stark reizbar.

5. Kurve. Wiederholung des Dauerinspiriums mit 300 ccm $5^1/_2$, wiederum kein Effekt.

Ich möchte an diesem Ort Gelegenheit nehmen zu einer weiter reichenden Betrachtung über die Einwirkung der Lunge auf die Herzschlagfolge — hinausgehend über die Sonderbedingungen des Dauerinspiriumsversuchs: kann die Lunge nicht auch Einfluß gewinnen auf die Bildung der Durchschnittsfrequenz? Die Versuche beim Menschen gaben zu einer derartigen Überlegung weit weniger Anlaß als gerade das Tierexperiment mit seinen beliebigen Variationen der Versuchsbedingungen — des gewählten Atemvolumens, der gewählten Mittellage. Vorhin sind als Grundlagen des Tierexperimentes angegeben 100—150 ccm Atemvolumen, Drucklage zwischen Inspirationsdruck + 2 und Exspirationsdruck $\pm$ 0; dabei Wahl einer Frequenz, die Luxusatmung sicherstellt. Ja, ist denn eine derartige Einstellung von vornherein Bürge einer Vergleichbarkeit mit den Bedingungen beim Menschen? Bedarf es nicht jeweils im Einzelexperiment einer Orientierung über die individuell richtige Einstellung; und worin äußert sich ein Abweichen vom Typus des Menschen? Diese Frage stellen, heißt zugleich sich fragen: Gibt es eine Beherrschung der Durchschnittsfrequenz von der Lunge aus?

Über die unmittelbare Vergleichbarkeit mit dem Menschenversuch gibt uns Auskunft das Stillstellen an der oberen oder unteren Grenze der Ausgangsatmung. Ich muß hier in Ergänzung der Versuche beim Menschen nachtragen, daß dort ein Anhalten des Atems nach oberflächlicher Ein- und Ausatmung in der großen Mehrzahl (bei fehlendem puls. resp.) keine oder nur ganz geringfügige Frequenzänderungen im Sinne einer geringen Verlangsamung bewirkt; bei ausgesprochenem puls. resp. eine etwas stärkere Verlangsamung, auch wohl ein Fortatmen des Zentrums, erkennbar an den fortlaufenden Wellen des puls. resp. Nun denn, diese „Indifferenzzone" für Lungenstillstand (wieder 18 Sek. lang) — im Gegensatz zur Verlangsamung der gedehnten ruhenden Lunge — muß sich auch im Tierexperiment finden. In meinem Material ist sie bei 27 Tieren geprüft: bei 16 vorhanden. Allein als einziges Kriterium der Vergleichbarkeit kann die Indifferenzzone nicht genügen.

Das wird begreiflich aus dem Beispiel des extremen Verlangsamungstypus, den wir vorhin in Folge 19 aber auch schon in Folge 15 sahen: eines Typus, bei dem auch der Inspirationsakt Verlangsamung macht. Die Vermutung liegt nahe, daß eine starke Verschiebung der respiratorischen Mittellage nach oben in den Bereich der kritischen Dehnungslage hinein den Einfluß des Dehnungsfaktors könnte triumphieren lassen über andere Faktoren, speziell über den der Lungenbewegung; und daß dergestalt eine Indifferenzlage geschaffen wird, weit verschieden von der beim Menschen. Das ist in der Tat möglich. Brat[1]) beschreibt Experimente, in denen übermäßige Lungendehnung bei fortgesetzter allerdings oberflächlicher Atmung die Pulsfrequenz herabgesetzt hat. — Indes diese Irreführung hat nur theoretisches Interesse, da man schon um die Lunge zu schonen keine so hohe Mittellage wählen wird.

Praktisch wichtiger ist eine andere Irreführung durch die Indifferenzlage. Beispiele, in denen im Exspirium die Lunge ein ganz geringes Volumen annahm, sei es daß der Druck wenig über 0 betrug, sei es, daß die Lunge durch exspiratorischen Unterdruck direkt zu völligem Kollaps ausgesogen wurde, ergaben extreme Verlangsamungen im exspiratorischen Stillstand (s. Protokoll 1). Das erinnert an die bekannte Tatsache, daß Lungenkollaps den Puls verlangsamen kann. In dem angeführten Experiment war ein Einfluß auf die Höhe der Durchschnittsfrequenz im Sinne einer Verlangsamung nicht versucht. In einem zweiten Beispiel dagegen (s. Protokoll 2) glückte es, binnen weniger Sekunden die Durchschnittsfrequenz von 190 Pulsen auf 60 hinunterzuholen: lediglich durch Verschiebung der Mittellage zwischen $+4$ und $+2$ auf Werte zwischen $+{}^1/_2$ und ± 0 mm Quecksilber. Inspiratorischer wie exspiratorischer Stillstand änderten die Frequenz nicht, täuschten also eine normale Pulsgrundlage vor. — Aufklärend wirkt in solchen Fällen der Dauerinspiriumsversuch: statt der erwarteten Verlangsamung oder der Rückkehr zum Ausgangswert während des Dauerinspiriums verschiebt sich die Pulslage nach oben (s. Protokoll 3 und 4).

Gelingt es also unter gewissen Voraussetzungen von der Lunge aus eine niedrige Durchschnittspulslage zu gewinnen, so ist es nicht weniger möglich, in Ausnutzung der Lungenvagusempfindlichkeit gegen die inspiratorische Lungenbewegung die Durchschnittsfrequenzen künstlich zu erhöhen; hier wie dort im Festhalten an dem Prinzip der Luxusatmung (mindestens 100 ccm Atemvolumen, 30 Atemzüge pro Minute), so daß die Gefahr des insuffizienten Gasaustausches vermieden ist. — Ein erstes Beispiel (s. Protokoll 3) illustriert noch einmal in den ersten Kurven den langsamen Puls der zu tiefen Einstellung; und das Ansteigen der Frequenz sowie die erhöhte Lungenvagusempfindlichkeit bei höherer Mittellage; dann aber als Folge vermehrten Lungenvolumens einen Pulsanstieg, an dem die verstärkte Lungenbewegung wesentlichen Anteil haben muß. Beide Faktoren gemeinsam (Erhöhung der Mittellage, Verdoppelung des Atemvolumens gleich Verdoppelung der Be-

[1]) Brat, Über eine reflektorische Beziehung zwischen Lungenbewegung und Herztätigkeit. Zeitschr. f. experim. Therapie u. Pathologie 1907.

wegungsintensität) lassen in einem nächsten Experiment (s. Protokoll 4) die Pulsfrequenz sogar hinaufschnellen auf Vaguslähmungsfrequenz, wie die anschließende Vagusdurchschneidung beweist: von 80 auf 220. Auffallend ist bei diesem zweiten Experiment der wechselnde Effekt des inspiratorischen Stillstandes. Auf der Höhe der Vaguslähmungsfrequenz setzt er nicht die geringste Veränderung mehr — ein Beweis, daß weitergehende Änderungen von der Lunge aus eingetreten sein müssen (s. unten). Darin liegt eine weitere Kritik der Indifferenzlage, soweit sie vorhin als Kriterium für die Vergleichbarkeit mit dem Menschen angeführt wurde.

Ein drittes Beispiel endlich veranschaulicht eine durch inspiratorische Beschleunigung hoch gehaltene Durchschnittsfrequenz, bei der das Lungenvolumen nicht besonders groß, dafür aber die inspiratorische Empfindlichkeit stark ausgesprochen ist (s. Protokoll 5). Es handelt sich um ein Tier mit typischem puls. resp. Die spontanen Tendenzen des Atemzentrums treten rein zutage bei Stillstand im Exspirium: hier atmet das Tier im langsamen Rhythmus etwa 12 mal pro Minute, und respiratorische Pulswellen begleiten diese Rumpfatmung. In diese ursprünglichen Absichten des Atemzentrums mischt sich dann bei Wiedereinschaltung der Lungenbewegung der jeweilige Einfluß der Lungeninspiration und verhindert die Wellentäler. Daher die hohe Frequenz. Der inspiratorische Stillstand wirkt wie eine Primärreaktion, wie wir es gelegentlich auch beim Menschen sehen. — Wie schon die ersten Paradigmen zu der Annahme führten, daß von den Faktoren der Lungenbewegung nur der Inspirationsakt Einfluß hat, so haben wir auch hier nicht den Eindruck irgend einer spezifischen Exspirationswirkung von der Lunge aus. Das Zentrum besorgt die scheinbar exspiratorische Verlangsamung, höchstens daß man an ein Nachwirken des kurzen Dehnungszustandes auf der Höhe des Inspiriums denken könnte. Zur Ergänzung verweise ich auf ein späteres Protokoll, bei dem doch wohl eine spezifische exspiratorische Verlangsamung hervortritt (Canis vom 12. VI. 14).

Nr. 1 Protokoll vom 24. X. 1913. Apnoe, inspiratorischer Stillstand (+ $2^1/_2$) ändert an der Frequenz von 180 kaum etwas (Absinken um 10 Schläge). Dauerinspiriumsversuch mit 200 ccm (+ 8) verlangsamt auf 120 Schläge. Exspiratorischer Stillstand (—3!) verlangsamt dagegen auf 62 Pulse binnen 9 Sekunden.

Nr. 2 Protokoll vom 10. II. 1914. Hund 18 kg, 9 ccm $2^0/_0$ig M., kein Äther. Dauernd Atmung mit 150 ccm.

1. Kurve: Atmung bei hoher Mittellage, Pulsfrequenz 190. Stillstand im Inspirium (+ 4) macht initial leichte Beschleunigung, dann Abfall um 20 Schläge. — Stillstand im Exspirium (+ 2) verlangsamt sofort auf 130 Pulse. Die Frequenz hält sich noch länger tief.

2. Kurve: Verringerung der Mittellage bei gleichem Atemvolumen: die Frequenz sinkt ab auf 70. Stillstand im Inspirium (+ 1) verlangsamt, Stillstand im Exspirium (+ — 0) desgleichen um 5 Schläge pro Minute.

Nr. 3 Protokoll vom 28. II. 1914. Hund von $12^1/_2$ kg, 10 ccm 3 $^0/_0$ig M., Äther.

I. Serie: Änderung der Mittellage bei Atemvolumen 150 ccm.

1. Kurve: Pulsfrequenz 70. Inspiratorischer Stillstand (+ 2): unmittelbar Anstieg um 3 Schläge, dann wieder 70. Exspiratorischer Stillstand + 1/4 mm) minimal verlangsamend.

2. Kurve: Abklemmung 12 Sekunden Anstieg auf 150, kurzer reaktiver Abfall. — Dauerinspiriumsversuch mit 200 ccm (+ 8 mm): im Inspirationsakt Anstieg auf 98 9 Sekunden lang. Dauerinspirium: 80.

3. Kurve: Erhöhung der Mittellage (Regulierung der Ventile) Anstieg der Pulsfrequenz auf 100, inspiratorischer Stillstand jetzt + 5 1/2 mm. Er macht initial Beschleunigung von 100 auf 110, dann Verlangsamung auf 94. Exspiratorischer Stillstand (+ 2 mm) verlangsamt sogleich auf 85. Mit Rückkehr zur alten Mittellage wieder Pulsfrequenz 70.

II. Serie: Vermehrung des Atemvolumens.

1. Kurve: Mit Vermehrung des Atemvolumens auf 250 ccm Anstieg auf 105 Schläge. Inspiratorischer Stillstand (+ 4) beschleunigt initial auf 120 Schläge, verlangsamt dann auf 90. Exspiratorischer Stillstand ist unterblieben. Dauerinspiriumsversuch mit 200 ccm (+ 7) beschleunigt initial auf 126 Schläge, läßt dann absinken auf 115, um während des Dauerinspiriums zu einer Beschleunigung auf 134 Schläge zu führen. Reaktiv Verlangsamung auf 90 Schläge und Nachschwingen. Bei Rückkehr zum Atemvolumen von 150 ccm wieder Verlangsamung auf 85 bis 90.

III. Serie: Vagusdurchschneidung.

1. Kurve: Nach Durchschneidung Anstieg der Frequenz auf 195. Vagusreizung beiderseits stark verlangsamend.

2. Kurve: Dauerinspiriumsversuch 200 ccm (+ 5 1/2) ohne Effekt. Abklemmung 18 Sekunden lang ohne Effekt.

Ergebnis: Überwiegen des Einflusses der inspiratorischen Beschleunigung. Es läßt sich die Pulsfrequenz in die Höhe treiben sowohl durch Änderung der Mittellage — je höher das Lungenvolumen wird, um so erheblicher wird bei gleichbleibendem Atemvolumen der Einfluß des Inspirationsaktes — wie durch Vermehrung des Atemvolumens (von 150 auf 250).

Der Übergang von Primärreflex zum Sekundärreflex (bei allerdings beträchtlicher Dehnungsdifferenz) deutet hin auf Abklemmungsempfindlichkeit, die ja auch in dem starken Effekt der Abklemmung der Vena cava hervortritt (s. unten).

Der Effekt des Ruhezustandes der Lunge in verschiedenem Dehnungsgrad tritt gegenüber der inspiratorischen Beschleunigung zurück. Stillstand bei + 2 mm bis + 1/4 mm involviert eine Frequenz von etwa 70—80. Stillstand bei + 5 mm eine Frequenz von 100.

Nr. 4 Protokoll vom 12. XII. 1913, 8 Uhr p. m. Hund von 18 kg, 12 ccm 2%ig M. Vor Operation 80 Pulse. Puls. resp. Atmung erst mit 150 ccm, dann mit 300 ccm bei einer Frequenz von 25 Zügen pro Minute.

I. Serie: Atmung mit 150 ccm.

1. Kurve: Synchronatmung und puls. resp. mit minimalen Differenzen; Frequenz 100. Inspiratorischer Stillstand (+ 1 1/2 mm) läßt Atmung und puls. resp. völlig schwinden; initial Anstieg von 100 auf 107, dann Abfall auf 95 und Rückkehr zum Ausgang. — Exspiratorischer Stillstand verdeutlicht den puls. resp., läßt die Atmung erst im gleichen Rhythmus, dann langsamer bestehen, ändert an der Durchschnittsfrequenz nichts.

2. Kurve: Dauerinspiriumsversuch mit 200 ccm (+ 4 mm) macht Anstieg auf 160 Schläge 12 Sekunden lang, ein langsames Absinken folgt.

II. Serie: Atmung mit 300 ccm.

1. Kurve: Die Frequenz ist angestiegen auf etwa 180, Synchronatmung, kein Respiratorius. Inspiratorischer Stillstand (+ 4) schaltet die

Spontanatmung aus, ändert die Frequenz kaum. — Exspiratorischer Stillstand (+ 3 mm) verlangsamt sofort von 192 auf 125. Aussetzen der Atmung. Nach Wiedereinschalten der künstlichen Respiration steigt die Frequenz langsam unter Auftauchen eines trägen puls. resp. an auf 160.

2. Kurve: Dauerinspiriumsversuch mit 200 ccm (+ $5^1/_2$) läßt langsam ansteigen von 160 auf 210. Reaktiv Abfall auf 130 und mächtiges Nachschwingen in etwa 3 Wellen pro Minute zwischen 200 und 135. In den Wellentälern spärlicher puls. resp.

Abklemmung auf einem Wellenberg beschleunigt weiter und führt zu reaktivem Abfall auf 130. Die groben Wellen dauern weiter an.

3. Kurve: Noch immer die groben Schwingungen. Die Frequenz geht im Wellenberg hinauf auf 220, im Wellental hinab auf 160, etwa 3 Wellen pro Minute. Synchronatmung, puls. resp. in den Wellentälern. — Inspiratorischer Stillstand (+ 4), eingeleitet auf einem Wellenberg, hält die Frequenz oben und läßt sie nun nicht mehr absinken. Während des Stillstandes keine Atmung mehr. — Der exspiratorische Stillstand (+ $2^1/_2$) verlangsamt binnen 6 Sekunden von 220 auf 120, läßt in weiteren 12 Sekunden wieder ansteigen auf 210. Im Wellental bestand träger puls. resp. Anschließend wieder mächtige Wellen, 3 pro Minute mit Wellenbergen bei 210, mit Wellentälern von erst 130, dann 140 Pulsen, bis im Laufe von 3 bis 4 Minuten die Frequenz oben bleibt bei 215 Schlägen.

4. Kurve: Abklemmung bei einer ruhigen Frequenz von 210 Schlägen 18 Sekunden lang: Anstieg auf 220, reaktiver Abfall auf 125 Pulse 10 Sekunden lang. Dem Wiederanstieg folgt nur ein träges Tal mit Absinken auf 195 Pulse; dann hält sich die Frequenz konstant wieder bei 210. — Dauerinspiriumsversuch mit 200 ccm (+ 6 mm) macht leichten Anstieg von 210 auf 220, reaktiv wieder lang dauernde tiefe Wellen mit Wellenbergen auf 210 hinauf, Wellentälern auf 115 hinunter.

III. Serie: Vagusdurchschneidung. Beide Vagi sind reizbar. Dauerinspiriumsversuch und Abklemmungsversuch haben keinen Effekt.

Ergebnis: Es gelingt, durch Erhöhung des Atemvolumens unter gleichzeitiger Einstellung auf hohe Mittellage den Puls bis zur Vaguslähmungsfrequenz hinaufzutreiben (220, bestätigt durch Vagusdurchschneidung). Freilich bleibt dabei eine gewisse Labilität. Nicht nur daß der Anstieg erfolgt unter groben Wellungen der Frequenzkurve; auch nachdem diese Wellungen geschwunden sind, gelingt es leicht, sie zurückzurufen, sei es durch exspiratorischen Stillstand, sei es in der Nachwirkung des Dauerinspiriumsversuches und der Abklemmung. Dieser Anstieg ist zurückzuführen auf die Empfindlichkeit gegen die inspiratorische Beschleunigung.

Nr. 5 Protokoll vom 29. X. 1913. Hund von 15 kg, 10 ccm 2 % M., etwas Äther vor der Operation. Atmung mit 150 ccm.

1. Kurve: Träger Puls. resp. zwischen 110 und 130 Pulsen, in den die frequenten Inspirationsakte der Lunge gleichsam ungewollte Beschleunigungszacken hineintragen. Inspiratorischer Stillstand (+ 4): schnelles Absinken der Frequenz auf 80. Aussetzen der Spontanatmung und völlig regelmäßiger Puls 12 Sekunden lang, dann Wiedereinsetzen eines spontanen puls. resp. — Anhalten im Exspirium (+ 3): Absinken der Durchschnittsfrequenz auf etwa 90, ungehinderte Entfaltung eines trägen puls. resp.

2. Kurve: Dauerinspiriumsversuch mit 200 ccm (+ 6) beschleunigt initial (5 Sekunden lang) auf 140 und führt dann in völlig regelmäßigem Puls zur Verlangsamung auf 80 Schläge.

Abklemmung 18 Sekunden lang beschleunigt auf 160 Pulse, macht reaktiv Abfall auf 90.

3. Kurve: Nach Vagusdurchschneidung steigt die Frequenz auf 160. Dauerinspiriums- und Abklemmungsversuch bleiben ohne Wirkung.

3. Beziehungen zu den Zentren der Medulla oblongata.

Die eben erörterte Frage einer Regulierung der Herzfrequenz durch die Lunge ist bereits von Hendersson [1]) unter ähnlicher Steigerung von Atemfrequenz und Atemvolumen geprüft, indes in völlig anderem Sinne ausgelegt worden: als die alleinige Funktion des Kohlensäurespiegels im Blute. Wie die Hyperkapnie d. h. also erhöhte Kohlensäuretension die Pulse durch Reizung des Hemmungszentrums langsam werden läßt, sagt Hendersson, so ist anderseits auch das Abfallen der Kohlensäuretension unter die Norm, die Hypokapnie und Akapnie infolge zu energischer Respirierung von ganz bestimmter Wirkung auf die Schlagfolge begleitet: sie treibt die Pulsfrequenz in die Höhe, sie verringert die Aktivität des Vaguszentrums. Nun ist freilich in den oben geschilderten Versuchen der Einfluß des einzelnen Inspitationsaktes und Exspirationsaktes als beschleunigend oder verlangsamend jeweils klargestellt, in diesen momentan einsetzenden Frequenzreaktionen, die ebenso zu verlaufen pflegen bei Kohlensäure-Beigabe zur Atemluft; und ein Wirkungsanteil des Lungenvagus erscheint damit gesichert, für den Einzelversuch wie auch für die Summenwirkung schnell sich folgender Inspirationsakte. Wie aber, wenn für den Wirkungsgrad dieser Lungenvagusimpulse nicht allein die Größe des zufließenden Reizes, sondern auch die Empfindlichkeit des empfangenden Apparates entscheidet? Dann gewinnt jeder Anhalt für eine Änderung dieser Empfindlichkeit ein gesteigertes Interesse: hier um so mehr, als in einem der Protokolle (4) die Differenz in der Wirkung des inspiratorischen Stillstandes nach längerer stark gesteigerter Respirierung durchaus für eine Änderung des Empfängers inzwischen sprechen würde. — Wir werden demnach anzunehmen haben, daß alles bisher aus den Lungenvagusversuchen Erschlossene zugleich in Abhängigkeit zu bringen sein wird vom jeweiligen Zustand des Empfangssystems. Nur wenn der Empfänger leicht anspricht auf die Beschleunigungsquote des Inspirationsaktes, bei einer gewissen tachykardischen Disposition also ist ein Hochtreiben der Pulsfrequenz durch häufige Inspirationen möglich; und der Grad der Pulsverlangsamung im Dauerinspirium ist nicht nur abhängig vom Dehnungsgrad der Lungenalveolen, sondern daneben auch von der Reizbarkeit der Zentren in der Medulla, vom Herzvagus und vom Herzmuskel selbst.

Diese Dinge in systematischen Experimenten klarzulegen, ist unsere nächste Aufgabe. Die gegebene Methodik ist ein Ausgehen von der geschilderten Luxusatmung mit ihrer doch wohl verminderten CO_2 Tension und Beifügung von CO_2 zur Atemluft bei Konstanz von Atemfrequenz, Atemvolum und Lungeneinstellung; mit dem Ende, daß eine

[1]) Hendersson, Acapnie and Shock. American Journal of Physiologie, 1898.

Wirkungsskala sich ergebe, in die sich alle Zufälligkeiten der bisherigen Bilder einordnen lassen; die Apnoe als Ausgangsstadium, eine Synchronatmung mit oder ohne peripher bedingten pulsus respiratorius; ein zentral ausgelöster automatischer pulsus respiratorius; endlich gewisse Symptome tachykardischer und bradykardischer Disposition. Dies zur Klärung der Versuchsbedingungen. — Für die Beurteilung des Dauerinspiriumsversuches haben die Kohlensäureexperimente eine noch größere Bedeutung: sie orientieren über die nächste Station des Reflexsystems, über Atem- und Vaguszentrum als vermittelnde Brücke zwischen Lungenvagus und Herzvagus. Es ist der einseitige Weg freilich einer vorwiegenden Beeinflussung des Atemzentrums bei gewisser Schonung des Vaguszentrums, ein Weg, der versuchstechnisch sehr viel dankbarer und einfacher ist als das Arbeiten vorwiegend mit dem Vaguszentrum, wie es sich erreichen lassen müßte durch wechselnde Grade von Hirndrucksteigerung (einschlägige Versuche beim Kanis gelangen nicht). Es handelt sich darum eins der beiden Zentren, hier also das Atemzentrum, vorübergehend zu blockieren und dann wieder durch alle Übergänge hindurch in den höchsten Reizungsgrad überzuführen und umgekehrt, um während dieser Stadien die Einwirkung auf den D.-I.-Versuch zu verfolgen. Vollständige Lähmung des Atemzentrums, — sie ist nach Hendersson bereits durch Akapnie zu erzielen, bis zu einem derartigen Grade, daß das Atemzentrum für direkte elektrische Reizung der Medulla unempfindlich wurde. Nur freilich führt diese extreme Respirierung zum Tode des Tieres — nicht durch Herzschädigung nach Henderssons Auffassung, sondern durch venöse Stase; das Herz bleibt intakt. Im folgenden ist die völlige Lähmung des Atemzentrums auf anderem Wege erreicht: durch Kombination von Hypokapnie mit Morphiumwirkung; die begleitende zentrale Vagusreizung stört ja nicht. Dann ist weiterhin das Atemzentrum durch Kohlensäure geweckt und nach Rückkehr zur reinen Sauerstoff-Atmung die Kohlensäurenachwirkung verfolgt.

Wie weit es sich bei diesen Versuchen um rein zentralen Angriffspunkt handelt, ist weiter unten betrachtet. Von der Kombination einer Hyperkapnie mit Sauerstoffmangel wissen wir (H. E. Hering), daß sie auch periphere Wirkungen entfaltet; von reiner Hyperkapnie und Hypokapnie ist derartiges meines Wissens nicht bekannt.

Das erste Experiment (s. 20. Folge) ist darum das Wichtigste, weil hier die Lähmung des Atemzentrums vollkommen gelungen ist. Völlig gleichmäßig läuft die Pulsfrequenz ab in der langsamen Folge von 40 Schlägen pro Minute, und aus dieser Regelmäßigkeit reißt weder das Stillstehen im In- und Exspirium noch der Dauerinspiriumsversuch mit 200 ccm heraus. Der Abklemmungsversuch macht späte Beschleunigung auf etwa 60 — immerhin eine deutliche Reaktion. Dies das erste Stadium von Kohlensäure.

Die Kohlensäure-Einschaltung ändert das Bild; das Atemzentrum erwacht, ein langsamer puls. resp. läuft der einsetzenden Rumpfatmung parallel, und jetzt löst der Dauerinspiriumsversuch einen klassischen Primärreflex vom Verlangsamungstyp aus. Immer dyspnoischer wird die Atmung, die Frequenzlage sinkt im Durchschnitt auf 20 pro Minute:

20. Folge:
Canis vom 6. 6. 14, Prot. 6.

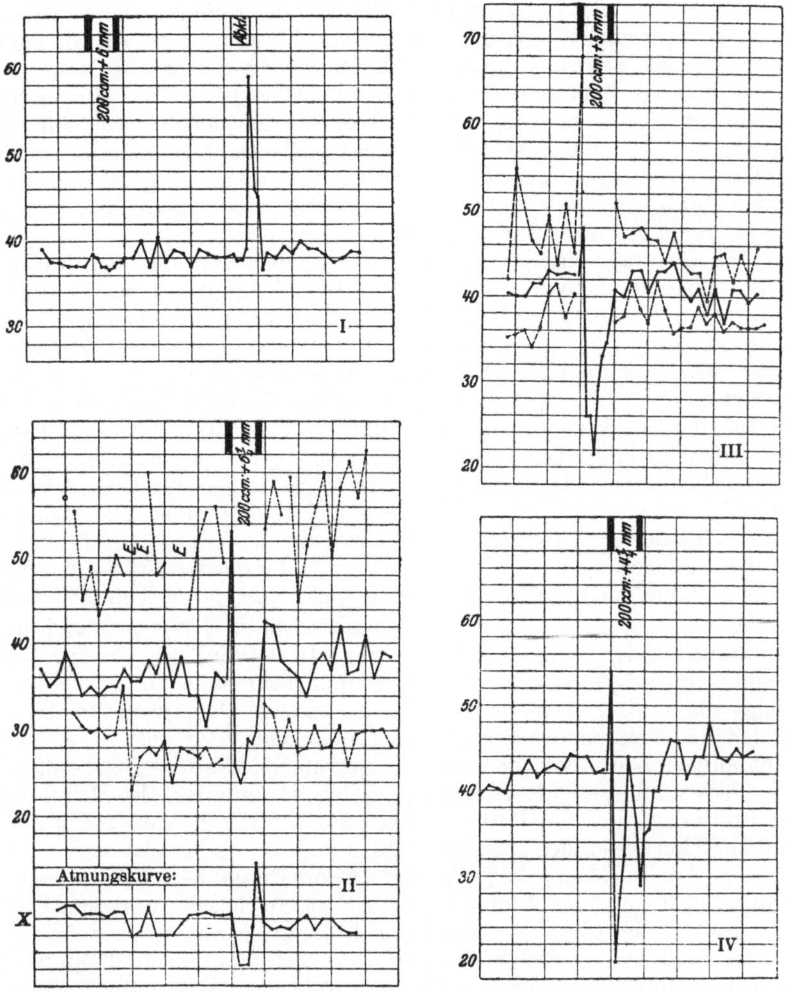

I Bei gelähmtem Atemzentrum kein Ausschlag im D.-I.-Versuch.
II Nach Aufwecken des Atemzentrums (CO_2) Zentraler puls. resp. und Primärreaktion.
III In Nachwirkung der CO_2 noch geringer puls. resp.; kräftige Primärreaktion.
IV Bereits Apnoe und regelmäßiger Puls — aber noch kräftige Primärreaktion.

in diesem äußersten Stadium der Dyspnoe richtet der Lungenvagus im Dauerinspiriumsversuch kaum mehr etwas aus. — Die Kohlensäure wird wieder ausgeschaltet; schnell ist die alte Frequenz von 40 wieder da, der Puls wird wieder völlig regelmäßig. Noch aber lebt das Atemzentrum, denn noch immer gibt es einen beträchtlichen Ausschlag im Dauerinspiriumsversuch.

Wir erleben also das zentrale Auslöschen des Reflexes, das Sensibilisieren des Zentrums für den Lungenvagus und dann wieder die Aufhebung durch extreme zentrale Reizung. Wesentlich ist die gleiche Höhe des Vagustonus zu Beginn und gegen Ende des Experiments. Im ersten wie im letzten Versuch ist die Pulsfrequenz die gleiche. So fehlt ein Anhalt, die auftauchende geringe tachykardische und starke bradykardische Disposition auf andere als zentrale Veränderung zu beziehen. Damit stellt sich die Primärreaktion unter gewissen Bedingungen also dar als reine Atemzentrumsreaktion.

Für die Frage eines puls. resp. des Ausgangsrhythmus bedeutsamer ist das folgende Experiment, das dem Beschleunigungstypus angehört (21. Folge). Gezeigt ist der fließende Übergang eines synchronen puls. resp. in die langsame automatische Atmung unter Kohlensäurewirkung und später wieder allmähliche Rückkehr zur Reflexsteuerung; und ferner das temporäre Überempfindlichwerden gegen den Beschleunigungsanreiz des Inspirationsaktes, indem zu Beginn der CO_2-Zufuhr wie zu Anfang der Nachwirkung die Durchschnittsfrequenz emporgetrieben wird; auf der Höhe der CO_2-Wirkung Pulsverlangsamung. Im D.-I.-Versuch vor CO_2, auf der Reizhöhe wie in jenem Überempfindlichkeitsstadium der Nachwirkung vorwiegend tachykardische Disposition, in II. Phase nur Regularisierung des Pulses in mittlerem Frequenzstand — wie wir es beim Menschen bei ausgesprochenem puls. resp. ja auch meist sehen.

Hier nun ein schroffer Gegensatz zwischen D.-I.-Versuch und Abklemmung auf der Höhe der CO_2-Wirkung. In welche Phase der Spontanatmung ein aufgezwungener Lungendehnungsakt auch fällt: ruckartig erfolgt die Lungenvagusbeschleunigung; und im Dauerinspirium selbst werden die Exkursionen des zentralen, automatischen puls. resp. zwar nicht aufgehoben, aber doch deutlich verringert. Man vergleiche damit den Abklemmungseffekt. Abklemmung der cava inferior, also Reduktion der Blutmenge auf die Hälfte, ändert weder an der Atemfrequenz noch an den Exkursionen des puls. resp. das geringste. So beweist auch dieser Versuch die Auslösung der Primärreaktion durch den Lungenvagus: denn welcher andere Faktor könnte noch im Spiele sein, nachdem Blutfüllungs- und Blutdruckverhältnisse sich als irrelevant erwiesen haben?

Es liegt nahe, die Steigerung der tachykardischen Disposition zu Anfang und Ende der CO_2-Wirkung auf zentrale Empfindlichkeitsänderung zu beziehen. Bewiesen ist das nicht.

Das dritte Beispiel (22. Folge) endlich soll in Ergänzung der Versuche am Menschen einen neuen Beleg geben für die Möglichkeit der Ausschlagsmodelung aus Verlangsamungs- in Beschleunigungstyp und vice versa. — Zu Beginn des Versuches bei 150 Pulsen eine gleichmäßige Empfindlichkeit gegen Beschleunigungs- wie Verlangsamungsimpuls: inspiratorischer Stillstand macht initial Pulsbeschleunigung, exspiratorischer Stillstand Pulsverlangsamung. Der regelmäßige Durchschnittspuls kappt die Ausschläge völlig. Dem entspricht durchaus die starke maximale Atemschwankung mit kräftigem inspiratorischem Anstieg und energischer exspiratorischer Verlangsamung — hier einer ganz spezifischen Verlangsamung; und endlich im D.-I.-Versuch wieder die starke Beschleunigung gefolgt von tiefem Verlangsamungstal.

Dies Gleichgewicht der Empfindlichkeit erfährt unter CO_2-Wirkung eine Störung. Erst Anstieg der Ausgangsfrequenz, — ein Sensibelwerden gegen inspiratorische Beschleunigung; — dann die übliche Senkung auf 110, reaktiv wieder eine hier besonders langdauernde Beschleunigung auf 180; dann erst Abstieg auf 110. D. I.-Versuch bei schon deutlichem Reizpuls: nur noch bradykardische Disposition; bei Lähmungspuls von 180 desgl., bei 110 später fast nur inspiratorische Beschleunigung.

Auch hier sind zentrale Veränderungen der Empfindlichkeit mit Gewißheit festzustellen. Ob sie allein diese Differenzen der Disposition zu erklären vermögen, steht dahin.

Nr. 6. Protokoll vom 6. VI. 1914. Männlicher Hund von 10 kg Gewicht.

Eine Stunde vor der Operation 8 ccm 3 %iger Morphiumlösung. Vor der Operation Pulsfrequenz 40 bei puls. resp. Einstellung auf Atemexkursionen von 100 ccm.

1. Kurve: Nach Anlegung des Pneumothorax völlige Apnoe, Stillstand im Inspirium (+ 2¼ mm): Keine Frequenzänderung, Stillstand im Exspirium (+ 1 mm): Keine Frequenzänderung.

2. Kurve: Einblasen von 200 ccm (+ 6 mm) ohne Effekt. Abklemmung der Vena cava inferior 12 Sekunden lang macht Frequenzanstieg, nach 9 Sekunden anhebend, auf 59 Schläge. Sehr schnelles Absinken. (S. Abb. I, Folge 20.)

3. Kurve: Nach Kohlensäure-Einschaltung (3 %) Spontanatmung und puls. resp. Die Durchschnittsfrequenz sinkt etwas ab, von 38 auf 35. Das Tier atmet mit 12 Atemzügen pro Sekunde. Die Exkursionen liegen bei diesem puls. resp. zwischen 57 und 24. Einblasen von 200 ccm (+ 6¼ mm) macht deutlichen Primärreflex. (Abb. II.) Einem inspiratorischen kurzen Frequenzanstieg auf 93 folgt die während des Dauerinspiriums anhaltende Pulsverlangsamung auf 23 Schläge. — Die Spontanatmung und entsprechende Pulsschwankung setzen nicht vollständig aus. Allein es verlangsamt sich die Atmung auf 5 Atemzüge pro Minute. — Nach der Einschaltung der künstlichen Atmung wieder die alten Werte von Atmung und puls. resp.

4. Kurve: Die Bedingungen bleiben konstant wie vorher: Durchschnittspuls ca. 38 Schläge. Frequenzausschlag zwischen 28 und 60. Abklemmung 12 Sekunden lang ändert weder Atemfrequenz noch Ausschläge des zentralen puls. resp. Nach Öffnung der Klammer freilich Tendenz zur Erhöhung der inspiratorischen Beschleunigung auf Maximalwert 75.

5. Kurve. Inzwischen ist der Durchschnittswert auf ca. 33 Pulse gesunken, die Atmung auf durchschnittlich 8 Züge pro Minute.

Inspiratorischer Stillstand (+ 2) macht in der Atmung keine erhebliche Differenz. Den Durchschnittspuls verlangsamt er auf etwa 20 Schläge.

Exspiratorischer Stillstand (+ 1) macht gleichfalls Pulsverlangsamung leichten Grades (unübersichtlich).

6. Kurve: Weiteres Absinken der Durchschnittsfrequenz auf 20 Schläge. Bei sehr unruhiger Atmung und starker Asphyxie im Einblasungsversuch wohl eine Hemmung des puls. resp. aber keine Verlangsamung der Spontanatmung und keine nennenswerte Herabsetzung der Pulsfrequenz im Durchschnitt; keine inspiratorische Beschleunigung.

Anschließend an Ausschaltung der Kohlensäure und Rückkehr zum reinen Sauerstoff nimmt der puls. resp. ab.

7. Kurve: Der Durchschnittspuls ist auf 42 zurückgekehrt. Die Atmung beträgt etwa 7 Züge pro Minute. Frequenzausschlag des pulsus resp. zwischen 37 und 50. Einblasen von 200 ccm (+ 5 mm Quecksilber) macht deutlichen Primärreflex. Der Inspirationsakt beschleunigt den Puls in einem Schlag auf 78 Schläge pro Minute, das Dauerinspirium verlangsamt auf 25 Schläge, die gegen Ende auf 34 ansteigen. Nachher wieder der geringe puls. resp. Die Atmung wird durch den Inspirationsakt angeregt, durch das Dauerinspirium verlangsamt auf 5 Atemzüge pro Minute. Als Nachwirkung kurze Zeit 20 Atemzüge pro Minute (s. Abb. III).

Stillstehen im Inspirium (+ 2) verlangsamt den Durchschnitt um ein Weniges.

8. Kurve: Nach völligem Schwinden des puls. resp. bei Apnoe schöner Primärreflex (s. Abb. IV).

Nr. 7. Protokoll vom 13. VI. 1914, eingeteilt in eine Serie vor Kohlensäurezufuhr, eine zweite während der Kohlensäurezufuhr, eine dritte endlich der Kohlensäurenachwirkung.

Es handelt sich um einen 25 kg schweren etwa 10 Jahre alten Hund, der mit 6 ccm 3 %iger Morphiumlösung betäubt ist und während der Operation Äther bekam, dazu Novokaininjektion in die Interkostalnerven. Vor dem Äther betrug die Pulsfrequenz bei puls. resp. 60, nach dem Äther stieg sie auf 130. Die spätere Pulshöhe folgt unten. Die Atmung wurde eingestellt auf 150 ccm reinen Sauerstoff, 30 mal pro Minute ventiliert, die spätere Kohlensäurezufuhr betrug 3 ccm auf 150. Doppelter Pneumothorax, feuchte Kammer. Die Gesamtdauer des Experiments erstreckte sich auf 3 Stunden.

I. Serie: Vor Kohlensäurezusatz.

1. Kurve: Synchronatmung, Durchschnittsfrequenz 67, puls. resp. zwischen 59 und 75.

Inspirium (+ 3 mm) verlangsamt und verflacht den puls. resp. Atemfrequenz sinkend auf 10—13 pro Minute. Der Pulsdurchschnitt unbeeinflußt.

2. Kurve: Durchschnitt 70, puls. resp. zwischen 60 und 82. Anhalten im Exspirium (+ 2) verlangsamt die Atmung auf ca. 12 pro Minute; die Durchschnittsfrequenz steigt an, die Exkursionen des puls. resp. gehen auf 85: 110, auch nachher noch Neigung zur Pulsbeschleunigung für $^1/_2$ Minute.

3. Kurve: Wiederum Durchschnitt 70, puls. resp. zwischen 60 und 85. Einblasen von 400 (+ $6^1/_2$) macht Primärreflex: Inspiratorische Beschleunigung auf 107 als Folge des Bewegungsaktes, Absinken der Atmungsfrequenz bis auf 10 pro Minute und Rückgang des puls. resp. auf Exkursionen zwischen 66 : 76 während des Dauerinspiriums; d. h. es wird eine Frequenz eingehalten, die etwa der Durchschnittsfrequenz entspricht. (21. Folge, 1, links.)

4. Kurve: Analoge Pulsgrundlage; Nachahmung des einmaligen tiefen Atemzuges (400 ccm ein und aus), macht inspiratorischen Anstieg auf 100, aber keine auffallende Pulsverlangsamung. Abklemmung 12 Sekunden lang macht Anstieg auf 120 Pulse, reaktiv kurzen Abfall auf 52. (1, rechts.)

II. Serie: Kohlensäureatmung (2%).

1. Kurve: sehr schnell nach Einschalten der Kohlensäure weicht die Synchronatmung einer automatischen Atmung von 12 Atemzügen pro Minute; die Durchschnittsfrequenz steigt von 70 auf etwa 89, der puls. resp. auf Werte zwischen 60 und 130.

Inspiratorischer Stillstand (+ 4 $^1/_4$) beschleunigt die Atmung um ein weniges, ändert die Pulsexkursionen nicht.

2. Kurve: Die Atemfrequenz ist inzwischen gesunken, im Durchschnitt auf 68 Schläge, puls. resp. zwischen 43 und 120. Einblasen von 400 ccm (+ 6$^1/_2$) macht inspiratorische Beschleunigung, absolut nicht höher als das Maximum zuvor, doch vermehrt in der Zahl der kurzen Schläge. Das Dauerinspirium verringert die Exkursionen erheblich und hält einen Durchschnitt von 66 Pulsen inne. Die Atmungsfrequenz, die vorher 6 pro Minute betrug, steigt an auf 16. (21. Folge, 2, links.)

400 ccm ein- und auspumpen in Nachahmung des tiefen Atemzuges macht wiederum charakteristische inspiratorische Pulsbeschleunigung: mehr kurze Schläge als je sonst; diesmal auch absolut ein höherer Wert: 136; aber dem Aussaugen entspricht keine auffallende Verlangsamung.

Der Dauerinspiriumsversuch fiel zufällig hinein in eine spontane Pulsbeschleunigung. Ein und aus von 400 ccm aber in die Mitte einer Pulsverlangsamung: trotzdem der inspiratorische Effekt!

3. Kurve: Durchschnitt jetzt 60, puls. resp. zwischen 40 und 120. Abklemmung 12 Sekunden hat keinen Einfluß! weder auf Atemfrequenz noch auf Exkursionen des Puls. resp. (2, rechts.)

III. Serie: Kohlensäure-Nachwirkung.

1. Kurve: Nach Ausschalten der Kohlensäure steigen Puls- und Atmungsfrequenz wieder an. Bei Atemfrequenz 10 Durchschnittsfrequenz 90, puls. resp. zwischen 52 und 145, Stillstand im Inspirium: Atmung verlangsamt, puls. resp. leicht eingeschränkt in den Exkursionen. Exspirium (+ 1$^1/_4$) macht leichte Vermehrung der Atemzüge und stärkere Ausschläge des puls. resp.

2. Kurve: Die Pulsfrequenz ist wieder abgesunken, die Atmung beträgt 20 pro Minute. Der puls. resp. läuft mit der Spontanatmung, doch schleichen sich wieder synchrone Frequenzbewegungen ein. Pulsdurchschnitt 63, puls. resp. zwischen 51 und 85.

400 ccm (+ 6 mm) macht jetzt auf den Inspirationsakt hin etwas länger dauernde Pulsbeschleunigung. Das Dauerinspirium läßt die Atmung nahezu schwinden. Die fast gleichmäßige Frequenz liegt in Höhe von 60 Pulsen. (21. Folge, 3, links.)

400 ccm ein und aus macht wieder klassische inspiratorische Beschleunigung, nachher keine auffallende Verlangsamung.

Abklemmung unter gleichen Atmungsbedingungen; Frequenzdurchschnitt 68, puls. resp. zwischen 51 und 100 — macht Frequenzanstieg auf 120. (3, rechts.)

Das Ergebnis ist also:

1. Einleitung von Kohlensäure vertauscht nicht nur die Synchronatmung mit einer sehr langsamen Spontanatmung, sie bewirkt auch eine Steigerung des Tonus; die Pulsfrequenz sinkt in der Kohlensäurephase ab von einem Durchschnittswert 67 auf 60. In der Nachwirkung Neigung zu Pulsanstieg und erst allmählich wieder Anfangswerte des Pulses.

2. Der Kohlensäureversuch hat eine Spontanatmung ausgelöst, die Charakteristika zeigt, wie sie von der Lunge aus nicht künstlich nachzuahmen sind. Wohl gelingt von der Lunge aus in allen drei Serien eine inspiratorische Beschleunigung, nicht aber eine exspiratorische Verlangsamung.

3. Ein Eingriff aber läßt sich in allen Phasen des Versuches, auch bei starker Tonussteigerung erzielen. Dieser Eingriff erfolgt so ruckartig, daß auch daraus schon die Reflexnatur erwiesen wäre. In welcher Phase der Pulsbewegung die Spontanatmung auch stehen mag: der Inspirationsakt macht mit einem Ruck eine spezifische Art von Pulsbeschleunigung.

21. Folge, 1.

Canis vom 13. 6. 14, Prot. 7. I. vor Kohlensäurezufuhr.

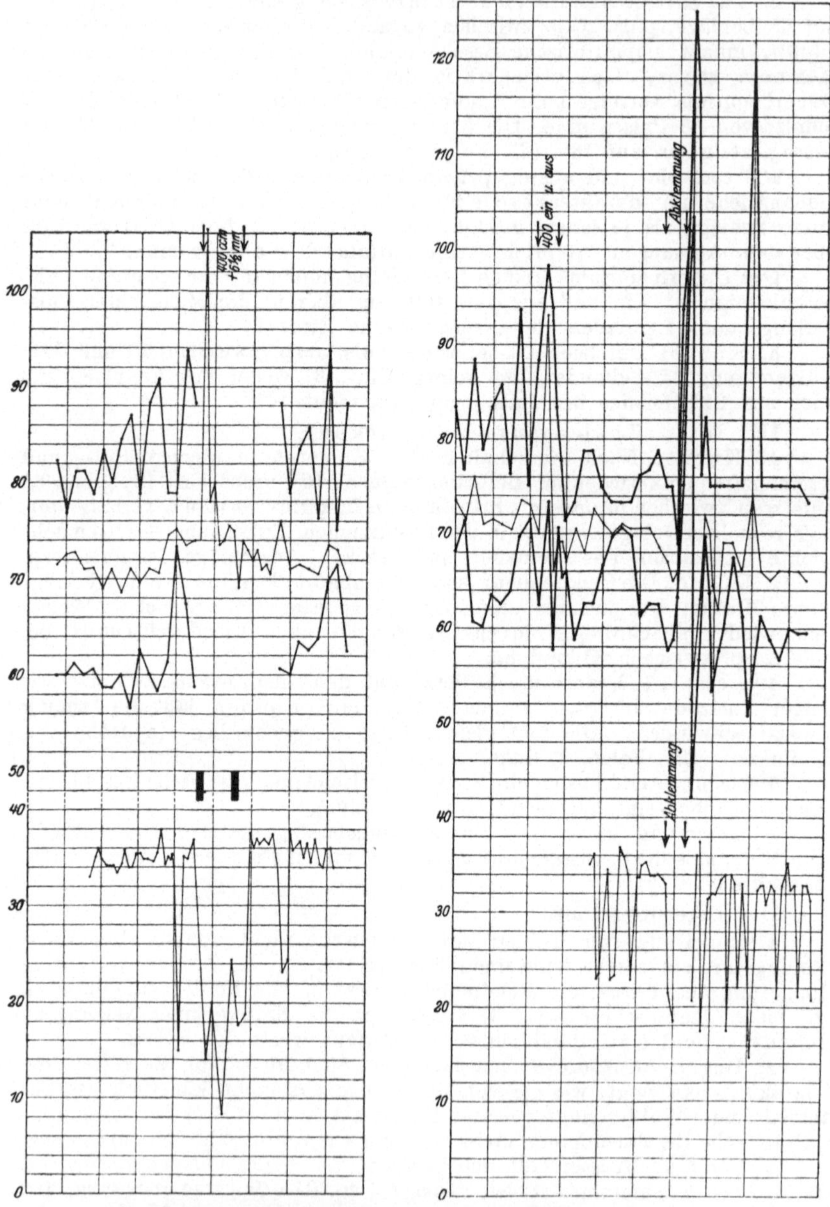

Synchrone Atmung (unterste Kurve), peripherer puls. resp.
Links: Beschleunigungstyp der Primärreaktion.
Rechts: Deutlicher Abklemmungsausschlag.

21. Folge, 2.
Canis vom 13. 6. 14. II. während der Kohlensäurezufuhr.

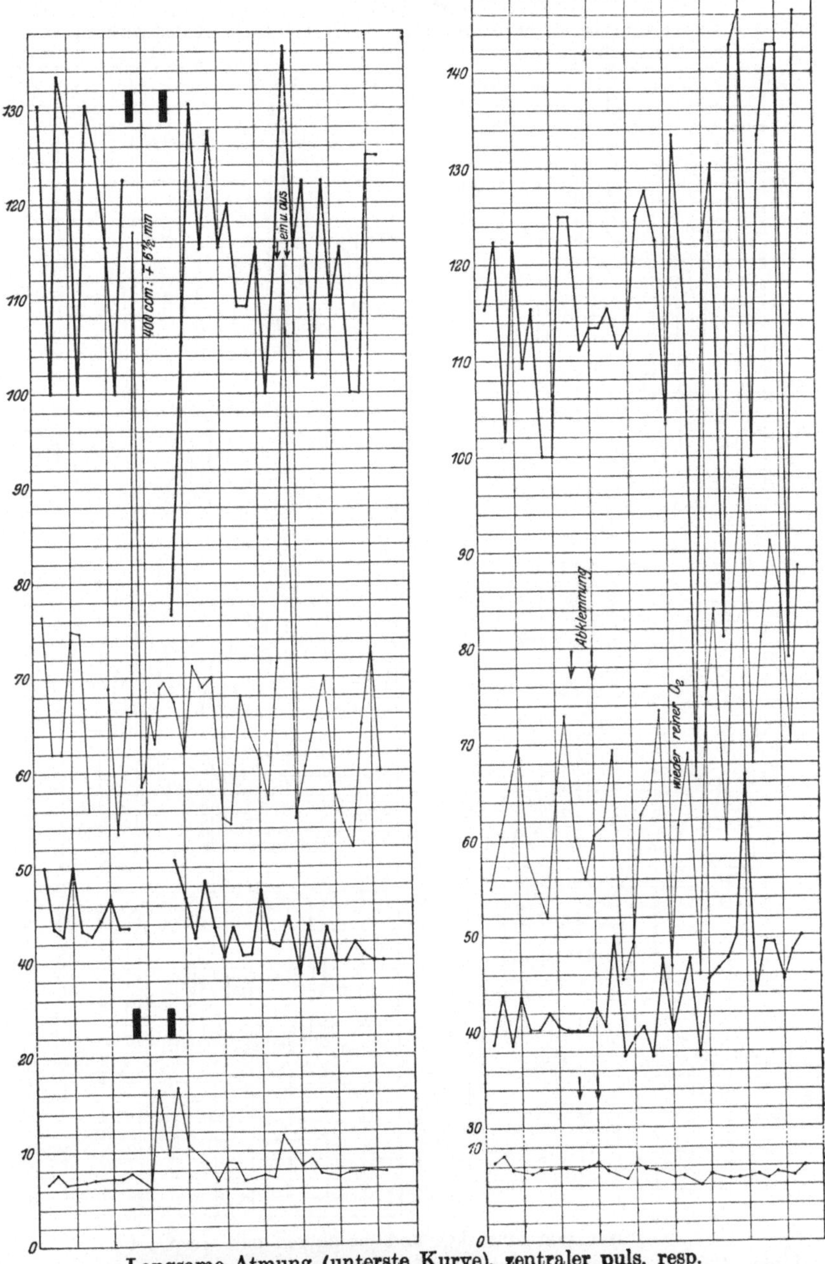

Langsame Atmung (unterste Kurve), zentraler puls. resp.
Links: Primärreaktion erhalten; im D.-I. Regularisierung.
Rechts: Abklemmung ohne Einfluß!

21. Folge, 3.

Canis vom 13. 6. 14, Prot. Nr. 7. III. Kohlensäurenachwirkung.

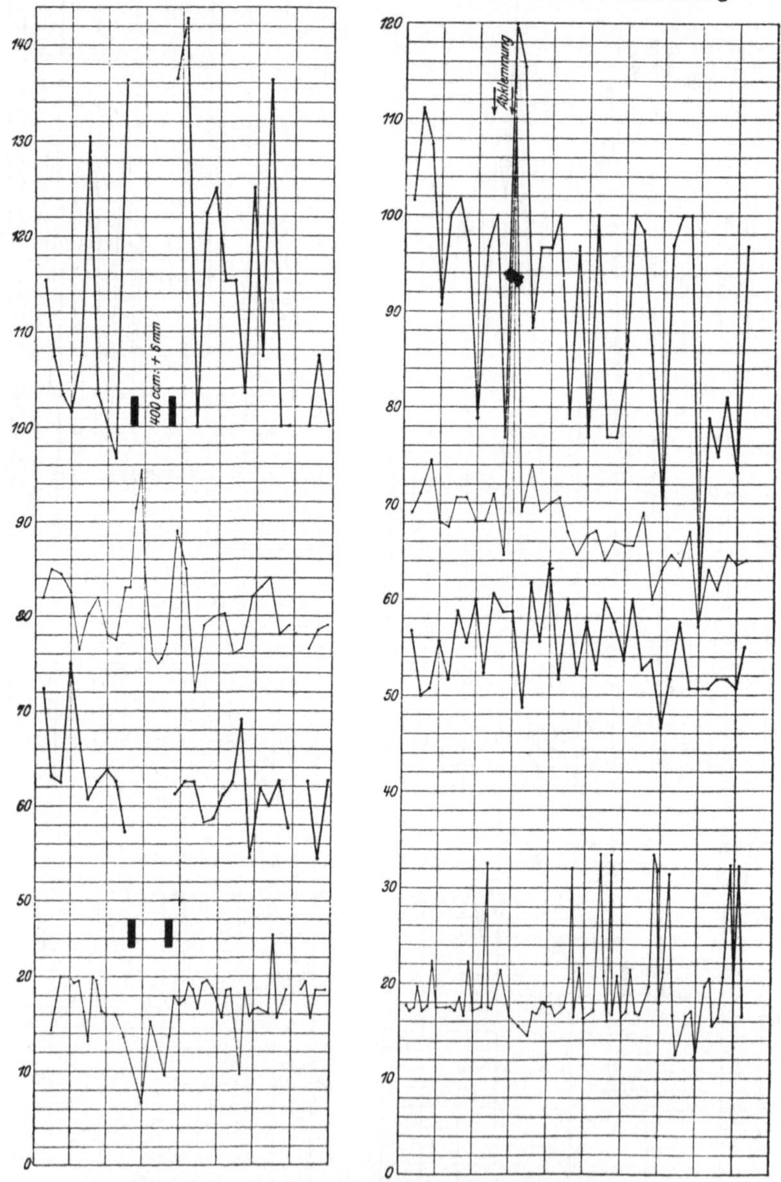

Gemisch von zentralem und peripheren puls. resp.

Links: Primärreaktion von sanftem Fluß; längere Beschleunigung, fast regelmäßig im D.-I.

Rechts: Bei Abklemmung wieder deutlicher Ausschlag.

Das Dauerinspirium ändert die Frequenz der Spontanatmung, ändert vor allem die Ausschlagsgröße des puls. resp. bis zu völlig regelmäßigem Puls. — Auch das bloße Anhalten in Inspirations- oder Exspirationsphase hat schon einen gewissen Einfluß auf Atmung und puls. resp., nicht bloß bei Synchronatmung, sondern auch bei der langsamen automatischen Atmung der Kohlensäurephase.

4. Der Effekt der Abklemmung schwindet so gut wie völlig auf der Höhe der Kohlensäurewirkung.

Nr. 8. Protokoll vom 12. VI. 1914. Hund von $7^1/_2$ kg. Terrierweibchen 3 ccm $3\,^0/_0$ige Morphiumlösung. 100 ccm Atmung 30 mal pro Minute.

I. Serie bei reinem Sauerstoff.
II. „ Kohlensäurezuleitung ($2\,^0/_0$).
III. „ Nachwirkung.

Vor der Operation, die unter Äther nach Novokainisierung vorgenommen wird, 60 Pulse (puls. resp.).

I. Serie: Apnoe. Fehlen eines Respiratorius bei Pulslage von ca. 150 Schlägen.

1. Kurve: Stillstand im Inspirium ($+ 2\,^1/_2$ mm) macht in den ersten 6 Sekunden Beschleunigung, die in weiteren 6 Sekunden zum Ausgang zurückkehrt.

Stillstand im Exspirium ($+ ^1/_4$ mm): sofort Verlangsamung auf 125 Schläge, allmählich zurückkehrend. Der Durchschnittspuls ist also gleichsam eine Resultante. (22. Folge, 1.)

2. Kurve: Einblasen 200 ccm (+ 6) macht klassischen Primärreflex: Anstieg von 150 auf 168 infolge des Inspirationsaktes, im Dauerinspirium Verlangsamung auf 100, langsame Rückkehr zur Norm. (II.)

3. Kurve: 200 ccm ein und aus machen als Effekt des Inspirationsaktes Anstieg von 140 auf 155, als Effekt des Exspirationsaktes Verlangsamung auf 120. — Abklemmung macht trägen Anstieg von 140 auf 160, in der Nachwirkung gefolgt von weiterem Anstieg, in den nächsten 12 Sekunden auf 175; langsamer Abfall auf 120.

II. Serie: Kohlensäure. Nach Einschaltung der Kohlensäure bei Ausgangspunkt von 120 Pulsen binnen 21 Sekunden Frequenzanstieg auf 150 Pulse, in weiteren 21 Sekunden Einstellung auf 110 Pulse. Bei Andeutung eines synchronen puls. resp. erfolgende Einblasung von 200 ccm (+ 5 mm Quecksilber) verlangsamt auf 60 Schläge bei jeglicher Ausschaltung von Atembewegungen; ohne inspiratorische Beschleunigung vorher. Mit dem Absaugen nach 18 Sekunden setzt ein energischer spontaner puls. resp. ein; Schwankungen zwischen 60 und 150. Nach Ausschaltung der Kohlensäure verringern sich schon nach 2 Minuten die Exkursionen des puls. resp. auf 100: 150.

III. Serie: Kohlensäure-Nachwirkung. Einige Minuten nach Ausschaltung der Kohlensäure Pulsfrequenz ca. 170: Apnoe. Einblasen von 200 ccm (+ 6 mm) macht inspiratorisch minimale Beschleunigung, im Dauerinspirium Verlangsamung auf 120 Schläge für die ganze Zeit. Nachher wieder Rückkehr zur alten Frequenz. (III.)

Auf dem Abstieg von der Frequenz 170—180 Abklemmungsversuch: genau so ausfallend wie vorher.

Eine Viertelstunde später ist die Pulsfrequenz auf 110 gesunken bei Apnoe und fehlendem puls. resp. Jetzt macht Einblasen von 200 (+ 6) einen Primärreflex mit starker inspiratorischer Beschleunigung auf 163 Schläge 6 Sekunden lang, worauf wieder als Effekt des Dauerinspiriums Pulsverlangsamung folgt; diesmal nur auf 95.

Ergebnis: Es handelt sich diesmal um ein Tier, bei dem sowohl der Inspirationsakt seinen typischen Einfluß hat im Sinne einer Beschleunigung, wie der Exspirationsakt im Sinne einer Verlangsamung, wie endlich die ruhige Lungendehnung des Dauerinspiriums im Sinne einer starken Verlangsamung. Im D.-I.-Versuch geht jene besondere Verlangsamungswirkung des Ausatmungsaktes wie gewöhnlich verloren.

Daneben aber erreichen wir als Nachwirkung der Kohlensäure eine Verschiebung der Pulslage und damit zugleich eine Verschiebung der Kurvenform. Schon während der Kohlensäure-Einleitung war die inspiratorische Beschleunigung (bei Pulsfrequenz von 110) im Dauerinspiriumsversuch ausgeblieben. Sie bleibt gleichfalls aus in der Nachwirkung bei 180 Pulsen (obwohl die Vagus-Ausschaltungsfrequenz, wie es sich nach Atropin später zeigt, 220 ist). Umgekehrt ist in einer späteren Phase der Kohlensäure-Nachwirkung bei Pulsfrequenz 110 die Empfindlichkeit gegen den Inspirationsakt recht erheblich gesteigert: Anstieg auf 180.

Ich fasse zusammen: 1. Die Primärreaktion erwies sich als ein Reflex, dessen Bogen gebildet wird aus Lungenvagus als afferenter Bahn, Atmungs- und Vaguszentrum als Überleitung, und aus dem efferenten Herzvagus. Alle drei Glieder lassen sich einzeln ausschalten und der Reflex schwindet.

2. Die afferente Bahn trägt den Zentren mannigfaltige Impulse zu. Die verschiedenen Dehnungsgrade der ruhenden, das Erweiterungs- und das Schrumpfungsmoment der bewegten Lungen haben im Tierexperiment größere Wirkungsmöglichkeiten als im Menschenversuch. Intensität aber und Ausschlagsform einer Dauerinspiriums-Reaktion ändern sich mit der Lungeneinstellung. Bei Festhalten an einer Einstellung, die dem klinischen Versuch entsprach, differierten die Frequenzbilder des Reflexes je nach dem Zustande des Empfangsapparates.

3. Die Versuchsanordnung arbeitete vorwiegend mit wechselnden Zuständen des Atemszentrums. Lähmung inhibierte den Reflex, Reizung verschiedenen Grades ließ in drei Paradigmen die wichtigsten Ausschlagsformen des Menschenversuches vorüberziehen. Zu scheiden war zwischen den Bildern einer allein von der Lunge diktierten respiratorischen Arrhythmie und der Mischung mit selbständigen Einflüssen des intoxizierten Zentrums.

4. Die CO_2-Versuche änderten die Empfindlichkeit des Empfangsapparates in verschiedenem Sinne. Bei Übergang von Hypokapnie in die Pulsverlangsamung der CO_2-Reizung kam ein Stadium tachykardischer Disposition vor, bei Rückkehr zur reinen Sauerstoffatmung in viel stärkerem Maße. Während der CO_2-Reizung war bradykardische Disposition (im D.-I.-Versuch) das häufigste. Eine Verschiebung aus Verlangsamungs- in Beschleunigungstyp war Ausdruck dieser verschiedenen Disposition.

5. Es waren Anhaltspunkte dafür gegeben, daß diese veränderte Disposition von zentraler Änderung abhängt oder wenigstens mitbeeinflußt war.

22. Folge:
Canis vom 12. 6. 14, Prot. 8.

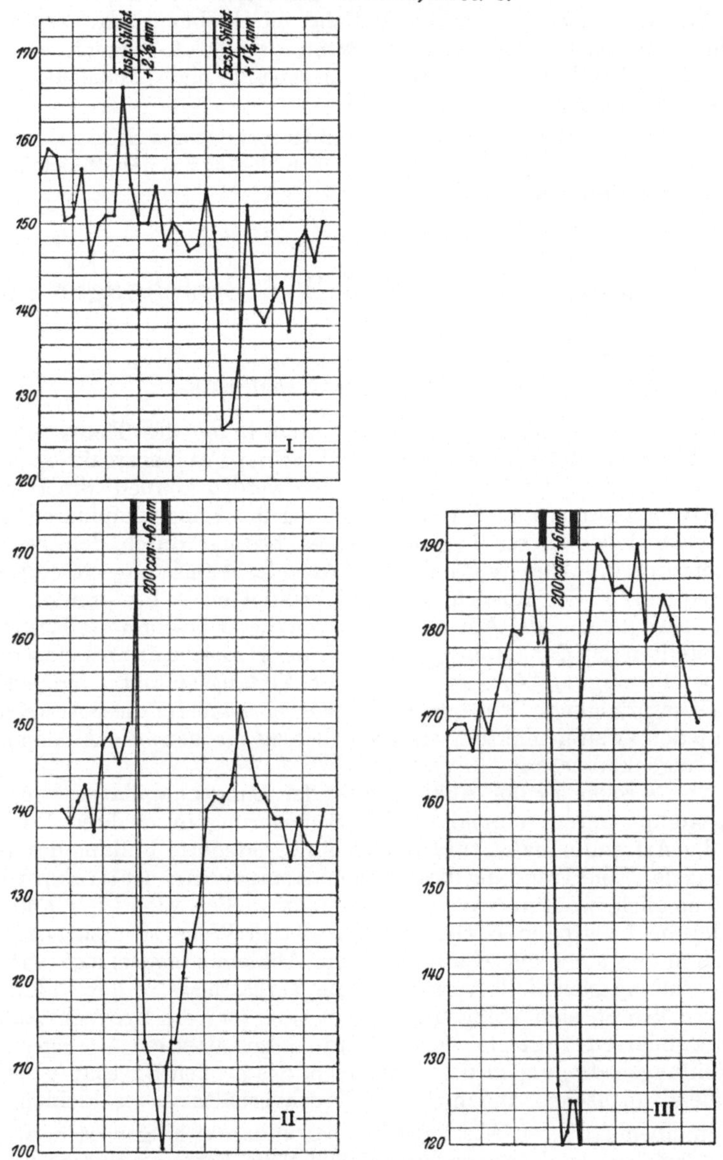

Abb. I und II: Vor Kohlensäurezugabe inspiratorisches und exspiratorisches Stillstellen bei oberflächlicher Atmung (I).
Primärreaktion im D.-I.-Versuch (II).

Abb. III: Kohlensäurenachwirkung: jetzt Verlangsamungstyp im D.-I.-Versuch.

6. Die Unabhängigkeit der Primär-Reaktion von der Herzfüllung ließ sich zwingend nachweisen durch Abklemmungsversuche der Cava inferior, also sehr energische Füllungsverschiebung: zu Zeiten der Kohlensäurereizung der Zentren, wenn der D.-I.-Versuch energisch eingriff in den Frequenz- und Atmungsablauf, blieb Ausschaltung der halben Blutmenge völlig wirkungslos.

7. Die Untersuchung des efferenten Herzvagus mit Hilfe des Atropins bestätigte die stumpfen Ausschlagformen des klinischen Versuches als Symptom beginnender Lähmung.

C. Sekundärreaktion und ihre Beziehungen zum Vagus.

Einleitung: Druckverhältnisse.

Wir haben gesehen, daß bei der Anordnung des Tierexperiments für den Dauerinspiriumsversuch und seine Frequenzreaktionen nur zwei Faktoren als wirksam angesprochen werden können: die Dehnung des Alveolarbaums und eine Abklemmung der Lungenkapillaren, sei es direkt als Folge dieser Dehnung sei es bedingt durch den erhöhten Alveolardruck. Die Weitung des Alveolarbaums hat gesetzmäßige Konsequenzen: der Ausdehnungsgrad bedingt einen bestimmten Stand der Pulsfrequenz. Alle Abweichungen von dieser bestimmten Reaktionsform stellten sich dar als eine gegen Ende des Dauerinspiriums einsetzende Pulsbeschleunigung (ev. mit reaktiver Verlangsamung), aufgepflanzt auf die ursprüngliche Primärreaktion. Es liegt nahe, für diese Abweichung eben jeden zweiten Faktor verantwortlich zu machen: die Abklemmung der Lungenkapillaren.

Nun stecken in der Abklemmung der Lungenkapillaren zwei Wirkungskomponenten: einmal die Drucksteigerung im rechten Ventrikel und der Art. pulmonalis, zum andern die verminderte Füllung des linken Ventrikels. Eine Trennung dieser beiden Komponenten ist im Experiment nicht möglich, wohl aber gelingt es, den arteriellen Effekt der Füllungsminderung im großen Kreislauf auf anderem Wege zu erzielen: durch Abklemmung einer der Hohlvenen. Im Abklemmungsversuch wird die Aortenfüllung gleichfalls verringert, die Verhältnisse in der Pulmonalis dagegen kehren sich völlig um. Wenn trotzdem die Frequenzreaktion im Sekundärreflex die gleiche sein wird, so gestattet ein Analogieschluß die Füllungsbedingungen der Aorta resp. des großen Kreislaufs als entscheidend anzusehen und nicht die Druckverhältnisse im kleinen.

In einem früheren Abschnitt war schon darauf hingewiesen, daß die Sekundärtypen im Tierversuch in der Tat die Formgemeinschaft teilen mit den Kurven bei Abklemmung der Vena cava.

In Ergänzung wäre hier der Nachweis zu erbringen, daß diese analogen Frequenzausschläge sich in der Tat aufbauen auf den gleichen Füllungsgrundlagen in der Aorta. Statt der Registrierung der Füllungsänderung habe ich mich im nachfolgenden auf Blutdruckuntersuchungen beschränkt, die für unsere Zwecke ausreichen. Ein einziges Beispiel mag genügen.

Ein Pudel, untersucht am 11. VI. 14 (Protokoll 9, s. 23. Folge), zeigt, was die Frequenz anlangt, bei Abklemmung mächtigen Frequenzanstieg von 111 auf 220, der in den nächsten 6 Sekunden auf 245 steigt, um reaktiv langsam abzufallen. Die Druckkurve fällt während des Abklemmens kontinuierlich von 130 auf 75, steigt nach Öffnung der Klemme auf 180 und fällt dann allmählich ab. — Wie sieht die Reaktion II aus? Zunächst die Frequenz: mit dem Inspirationsakt Beschleunigung von 130 auf 167, dann im Dauerinspirium Abfall auf 130 wieder; und nun steigt während des weiteren Dauerinspiriums die Frequenz empor auf 153, fällt aber schon vor Schluß des Dauerinspiriums wieder ein wenig ab, mit Rückkehr zur alten Atmung reaktive Verlangsamung auf 89 und wellenförmiges Nachschwingen. Die parallele Druckkurve zeigt als Analogon zum Frequenzanstieg im Dauerinspirium die Drucksenkung von 130 auf 100. Wenn gegen Ende des Dauerinspiriums die Frequenz schon wieder etwas absank, so findet das sein Gegenstück in einem Emporklettern des Druckes gleichzeitig wieder auf 130. Es ist also der rechte Ventrikel mit dem vermehrten Widerstand fertig geworden. Reaktiv entspricht der Pulsverlangsamung ein Druckanstieg auf 145. — So vor Atropin. Nach 3 mg bleiben die Frequenzausschläge aus. Die Druckausschläge sind die gleichen geblieben wie vorher, nur daß jetzt nach Öffnung der Klemmen kein reaktiver Druckanstieg beobachtet wird.

Die ersten 3 Serien des Protokolls geben einen Kohlensäureversuch wieder, in dessen Verlauf sich die Sekundärreaktion im D.-I.-Versuch eingestellt hat.

Es ist erneut das Bild einer experimentell sich ändernden Empfindlichkeit gegen den Lungenvagus. Wiederum eine Beschleunigungswelle gleich nach Zuführung der Kohlensäure und in der Nachwirkung — eine Folge erhöhter Empfänglichkeit gegen den Beschleunigsanreiz (vgl. Protokoll 8); wiederum verstärkte iuspiratorische Beschleunigung im D.-I.-Versuch in einer späteren Phase der Nachwirkung: zugleich aber die Aufpfropfung der sekundären auf die primäre Reaktion. Diese Umformung geht parallel einer Steigerung der Abklemmungsempfindlichkeit (siehe weiter unten).

Nr. 9. Protokoll vom 11. VI. 1914. Pudel von 15 kg. 4 ccm 3%ig Morphium, Äther. Feuchte Kammer, Stehenlassen der Sternumbrücke. Atmung mit 150 ccm. Später Einleitung von 3 ccm Kohlensäure. Puls vor der Operation 130.

I. Serie: Vor Kohlensäure.

1. Kurve: Pulsfrequenz 100. Andeutung eines synchronen puls. resp. Inspirium (+ $2^1/_4$ mm) hat kaum Effekt. Exspiratorischer Stillstand (+ $^3/_4$ mm) verlangsamt um 5 Schläge pro Minute. Dauerinspiriumsversuch mit 200 ccm (+ 4 $^1/_4$) löst im Inspirationsakt Beschleunigung auf 145 Schläge aus. Im Dauerinspirium minimale Verlangsamung.

2. Kurve: Dauerinspiriumsversuch 400 ccm (+ 6 $^1/_4$). Im Inspirationsakt gleich hoher Anstieg, im Dauerinspirium Verlangsamung um 5 Schläge, um weitere 10 Schläge mit der Exspiration. — Ein und aus von 400 ccm

23. Folge, 1.
Canis vom 11. 6. 14, Prot. 9.
Vor Kohlensäurezufuhr.

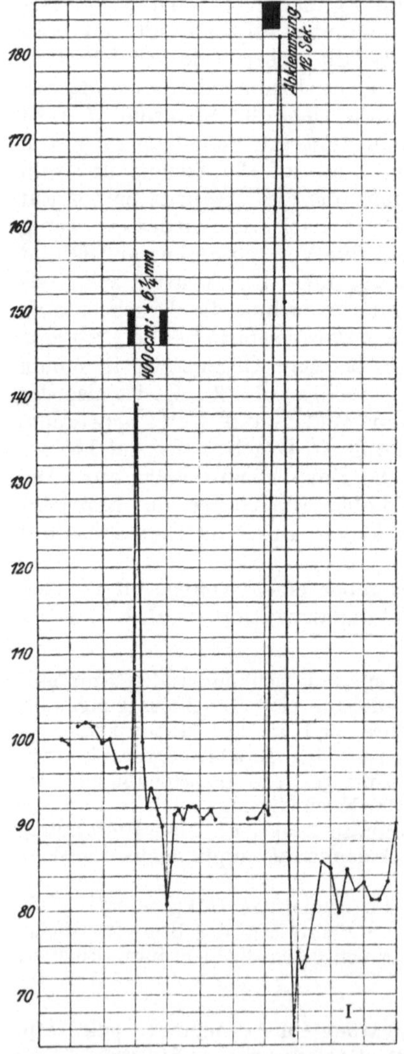

D.-I.-Versuch als Primärreaktion ablaufend, starker Abklemmungsausschlag.

machen bei 90 Pulsen Frequenzschwankung zwischen 114 und 72. — Abklemmung 12 Sekunden macht Frequenzanstieg von 90 auf 190, sofortige reaktive Verlangsamung auf 65. (23. Folge, 1.)

II. Serie: Atmung mit 2 % Kohlensäure.

1. Kurve: Die Pulsfrequenz steigt in der nächsten Minute bei Synchronatmung und lebhaftem puls. resp. an auf durchschnittlich 135 Schläge. Dauerinspiriumsversuch verlangsamt den Puls um 20 Schläge und beseitigt den Respiratorius, der nachher zurückkehrt. Nach dem Versuch tritt langsame Spontanatmung ein (16 Atemzüge pro Minute).

2. Kurve: Durchschnittsfrequenz 100, Atemfrequenz 16. Puls. resp. centr. zwischen 110 und 87. — Dauerinspiriumsversuch mit 400 ccm (+ 7) macht inspiratorischen Anstieg auf 140, während des Anhaltens Ausschaltung des puls. resp. und Absinken der Durchschnittsfrequenz um 6 Schläge, nach Exspiration unter erneutem puls. resp. weitere Verlangsamung (puls. resp. zwischen 110 und 52).

400 ein und aus machen inspiratorischen Anstieg auf 150 Schläge, keine exspiratorische Verlangsamung.

3. Kurve: Durchschnittsfrequenz 95, Respiratorius zwischen 110 und 85, Atmung 17 Züge pro Minute.

Abklemmung beschleunigt die Atmung auf 30 Züge pro Minute. Der puls. resp. liegt dabei zwischen 97 und 150, reaktiv bei Verlangsamung der Durchschnittsfrequenz zwischen 100 und 40.

III. Serie: Nachwirkung der Kohlensäure.

1. Kurve: Nach Ausschaltung der Kohlensäure kehrt die Synchronatmung wieder, die Pulsfrequenz steigt mächtig an auf 240 Schläge binnen 3 Minuten.

2. Kurve: Inspirium (+ 3 mm) macht Verlangsamung von 240 auf 200, Exspirium (+ 1) verlangsamt auf 171 Schläge. Ein freilich sehr kurz

23. Folge, 2.

Canis vom 11. 6. 14. Prot. 9. Kohlensäurenachwirkung.

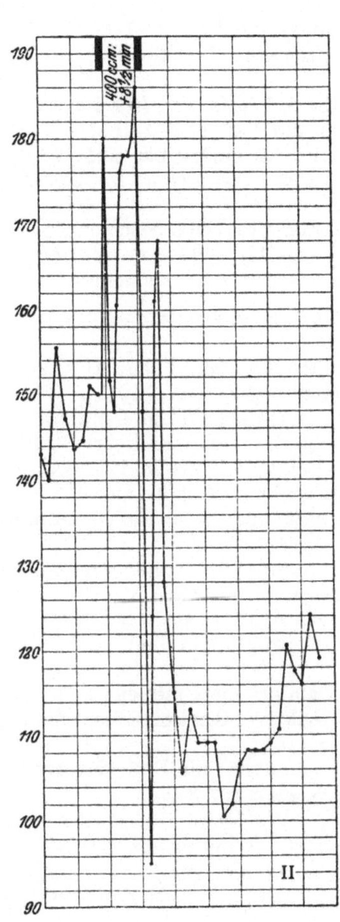

III: Abklemmungsausschlag verstärkt.

II: Entsprechend Auftauchen einer Sekundärquote im D.-I.-Versuch.

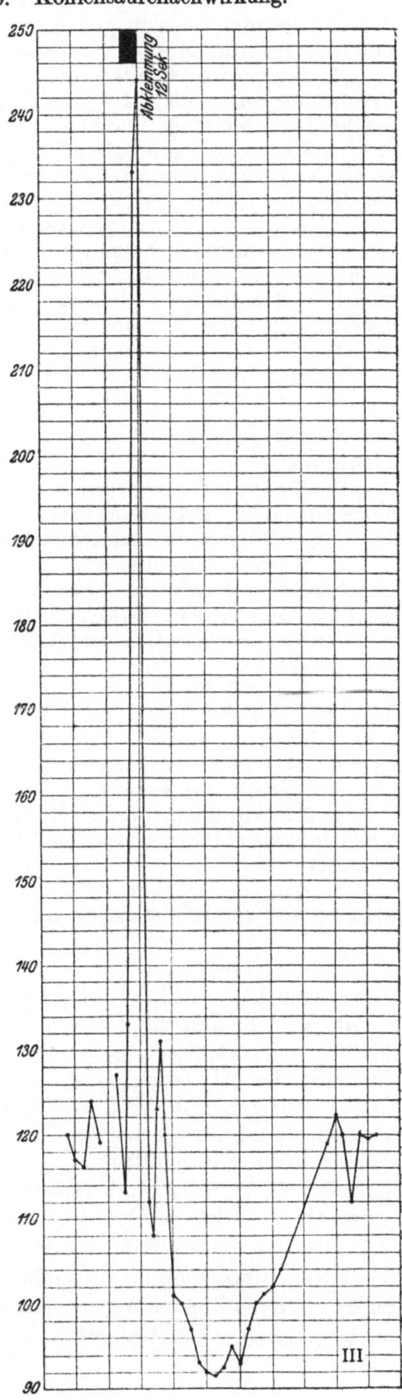

darauf folgender Dauerinspiriumsversuch (400 ccm: + 8 mm) beschleunigt mit dem Inspirationsakt, verlangsamt im Dauerinspirium auf 180.

3. Kurve: 6 Minuten nach Ausschaltung der Kohlensäure fällt die Frequenz spontan ab auf 160 Schläge. Stillstand im Inspirium (+ 3 mm) macht jetzt minimale Verlangsamung.

4. Kurve: Bei 160 Pulsen Dauerinspiriumsversuch mit 200 ccm (+ 5 $^1/_2$) macht typischen Primärreflex: der Inspirationsakt beschleunigt auf 180, das Dauerinspirium verlangsamt auf 140.

5. Kurve: Dauerinspirumsversuch mit 400 ccm bei 160 Pulsen beschleunigt inspiratorisch auf 190, verlangsamt auf 142 bei Beginn des Dauerinspiriums, dann aber steigt die Frequenz im Sekundärtypus auf 170 und reaktiv treten starke Verlangsamungswellen auf. Das gleiche im Kontrollversuch (23. Folge 2, Abb. II), der abgebildet ist.

6. Kurve: Abklemmung bei 130 Ausgangsfrequenz beschleunigt auf 240 Schläge, verlangsamt reaktiv auf 90 (Abb. III). 400 ccm ein und aus machen beträchtliche Beschleunigung ohne reaktive Verlangsamung

IV. Serie: Druckversuche. Gegenüberstellung von Druckkurven und Frequenzkurven.

1. Kurve: Dauerinspiriumsversuch mit 400 ccm macht klassischen Sekundärreflex. Die Druckkurve zeigt einen Abfall von 130 cm Wasser auf 100, reaktiv einen Anstieg auf 145 und anschließend ein Pendeln.

2. Kurve: Gegenüberstellung von Frequenz- und Druckverhältnissen im Abklemmungsversuch: Anstieg von 120 Pulsen auf 240 in 12 Sekunden, die Pulsfrequenz geht reaktiv freilich nicht mehr so tief herunter.

Druckkurve: Abfall von 130 cm Wasser auf 75, reaktiver Anstieg auf 180.

3. Kurve: 10 Minuten nach 3 mg Atropin: die Pulsfrequenz steht jetzt bei 220 Schlägen. Dauerinspiriumsversuch mit 400 ccm (+ 7$^3/_4$) ändert die Frequenz nicht. Der Druck sinkt in den ersten 12 Sekunden auf 90 und steigt dann wieder an; bei Ausatmung beträgt er 143 und geht schnell zum Ausgangspunkt zurück.

4. Kurve: Abklemmung 12 Sekunden ändert die Frequenz nicht, der Druck läßt sie abfallen von 130 auf 55; kein reaktiver Anstieg, Wiederholung bestätigt dies.

5. Kurve: Druckkurve der Arteria pulmonalis: im Dauerinspiriumsversuch: bei 400 ccm Anstieg von 23 cm Wasser auf 27.

Ich will hier noch kurz über Druckversuche berichten, die bei den Tieren vom 12. und 13. VI. 1914 ausgeführt wurden (s. die Protokolle) und die die Verschiedenartigkeit der Druckreaktion bei den einzelnen Tieren deutlich hervortreten lassen: Alle Möglichkeiten sehen wir vertreten. Zunächst der Abklemmungseffekt vor und nach Atropin: am 12. VI. analog dem geschilderten, am 13. VI. in der Frequenz die übliche Ausschlagsform, im Druck dagegen kaum eine Senkung! Hier hat irgend eine reflektorische Umschaltung stattgehabt. Das ändert sich erst nach Atropin. Gleichfalls große Differenzen zeigt der Primärreflex hier in seiner Druckwirkung. Am 12. vor Atropin ist die Beschleunigung des Inspirationsaktes begleitet von Drucksenkung, am 13. von Druckanstieg!

Paralleluntersuchungen endlich des Druckes in der Aorta und in der Pulmonalis illustrieren in dem Protokoll vom 6. VI. (ohne Atropin) das entgegengesetzte Verhalten des Pulmonaldruckes zum Aortendruck im Dauerinspiriumsversuch. Das gleiche zeigt nach Atropin ein Tier vom 8 VI.

Fußend auf diesen Grundlagen der Druckexperimente werde ich mich auch für die Sekundärreaktion auf reine Frequenzuntersuchungen beschränken, obwohl hier weit schwierigere Zirkulationsverhältnisse im Spiele sind. Wichtiger noch ist eine zweite Folgerung, die sich aus der engen Verwandtschaft der Zirkulationshemmung in Lunge und Hohlvene ergibt: daß wir fortab den Abklemmungsversuch als Analogon der Füllungsquote des Dauerinspiriumsversuchs setzen können. Der Abklemmungsversuch aber hat den großen Vorteil, daß er völlig vergleichbare Zirkulationsänderungen setzt bei allen Versuchstieren: immer wird etwa die Hälfte des Zirkulationsquantums ausgeschaltet. Es läßt sich also in exakter Weise die Empfindlichkeit gegen Füllungsstörungen von Tier zu Tier und bei langdauernden Versuchen in verschiedenen Versuchsstadien prüfen.

Anhang zum Protokoll Nr. 8 vom 12. VI. 1914. $12^1/_2$ kg.

1. Kurve: Ein Primärreflex vom Beschleunigungstyp: ausgiebiger inspiratorischer Anstieg von 110 auf 160, anschließend im Dauerinspirium Verlangsamung auf 95 — entspricht geringer arterieller Drucksenkung während der inspiratorischen Beschleunigung (von 140 ccm Wasser auf 130), gefolgt im Dauerinspirium von Rückkehr zur Norm, in der Nachwirkung von abermaligem Absinken auf 130. Im ganzen ist die Druckbewegung minimal.

2. Kurve: Abklemmung der Vena cava inferior bewirkt Frequenzanstieg von 110 auf 195 (6 Sekunden nach Öffnen der Klemme) und langsame Rückkehr zum Ausgang.

Der Druck fällt ab von 135 auf 80, steigt in 21 Sekunden auf 170 und kehrt erst in 2 Minuten zum Ausgangsdruck zurück.

3. Kurve: Nach 3 mg Atropin sinkt in der nächsten Minute der Druck von 135 auf 115, steigt dann wieder auf 130 an.

200 ccm Einblasung (+ $5\,^1/_2$ mm) läßt den Druck auf ca. 103 absinken während des Dauerinspiriums; dann binnen $^3/_4$ Minuten Rückkehr auf 125. Die Pulsfrequenz bleibt absolut unbeeinflußt auf 210.

Abklemmung der Vena cava inferior läßt den Druck auf 60 abfallen, mit Öffnung der Klemme binnen 24 Sekunden auf 125 zurückkehren: jetzt kein reaktiver Druckanstieg mehr. — Auch hier bleibt die Pulsfrequenz unbeeinflußt.

Ergebnis: 1. Vor Atropin weit geringerer Druckausschlag im Dauerinspiriumsversuch; das Vagusreizstadium balancierte.

2. Vor Atropin nach der Abklemmungsdrucksenkung reaktiver Druckanstieg, der nach Atropin ausbleibt.

Anhang zum Protokoll Nr. 7 vom 13. 6.

1. Kurve: Die Frequenzgrundlagen eines Dauerinspiriumversuches sind die folgenden: Durchschnittsfrequenz 63, puls. resp. zwischen 55 und 100

400 ccm Einblasung (+ $5^1/_2$ mm) macht für 6 Sekunden beschleunigte Pulse als Effekt des Bewegungsaktes, dann im Dauerinspirium gleichmäßigen Puls von 58 Schlägen, nachher Rückkehr zum Ausgang.

Die Druckverhältnisse schwanken von vornherein etwas, sie pendeln um 140 herum. Mit dem Einblasungsakt einher geht Druckanstieg auf 145, während des Dauerinspiriums Druckabfall auf 135, nachher wieder Pendelbewegung um 140 herum. Hier liegen die Druckausschläge innerhalb der normalen Druckexkursionen.

2. Kurve: Wiederholung des D.-I.-Versuches.

400 ccm (+ $5^1/_2$) machen in der Frequenz dasselbe Bild, im Druckverhalten parallel dem inspiratorischen Frequenzanstieg einen Druckanstieg von 140 auf 155, der diesmal über die spontanen Druckschwankungen beträchtlich hinausgeht.

3. Kurve: Bei 62 Durchschnittsfrequenz puls. resp. zwischen 50 und 75 Abklemmung: Die Frequenz steigt an in 12 Sekunden auf 118 Pulse, sinkt dann schnell ab (binnen 3 Sekunden). Der Druck pendelt vorher zwischen 135 und 140; während der Abklemmung sinkt er auf 125 nur; in den nächsten 6 Sekunden nach Öffnung der Klemme steigt er reaktiv auf 160, dann wird er wieder normal. — Wiederholung 2 Minuten später gibt etwas größere Exkursionen, im wesentlichen dasselbe Bild.

4. Kurve: Nach 5 mg Atropin erfolgen binnen einer Minute sehr lebhafte Atembewegungen (Reiz des Atemzentrums). Die Pulsfrequenz steigt an auf 280 Pulse.

Einblasen von 400 ccm (+ $6^1/_2$ mm) macht einen Frequenzanstieg auf 290 Pulse; nachher Abfall auf 275 in der Nachwirkung. Der Druck fällt nach Einblasen in den ersten 6 Sekunden von 160 auf 130, kehrt während des Dauerinspiriums aber wieder zurück auf 160. Diesem Moment der Rückkehr entspricht jene leichte Pulsbeschleunigung; während 6 Sekunden nach Absaugen der Druck auf 180 anschnellt (nur für 6 Sekunden). Damit einhergeht jener leichte Frequenzabfall.

Abklemmung macht gleichfalls Frequenzausschlag: langsamen Anstieg nach 5 Sekunden auf 285. In den ersten 6 Sekunden nach Öffnung der Klemme auf 292, dann absinken; der Druck sinkt mit Abklemmung auf 95, steigt nach Öffnung der Klemme (parallel dem Frequenzanstieg) auf 165.

Ergebnis: 1. Diesmal macht der Inspirationsakt vor Atropin Druckanstieg, der umgekehrt nach Atropin einem beträchtlichen Druckabfall weicht.

2. Bei diesem Tier hat bei intaktem Vagus die Abklemmung der Vena cava inferior einen nur minimalen Druckabfall zur Folge, dagegen reaktiven Druckanstieg. Nach Atropin eklatanter Abfall im Versuch, so gut wie kein reaktiver Anstieg.

3. Der Frequenzausschlag (Sekundärtyp) ist angesichts der riesigen Frequenz von 280 Schlägen verschwindend. Er erklärt sich aus der Kürze der Lähmungszeit: die Versuche sind zu schnell nach der Injektion ausgeführt.

Anhang zum Protokoll Nr. 6 vom 6. VI. 1914.

Parallele Kurven des Aorten- und Pulmonaldrucks bei Einblasungsversuch: Der Aortendruck sinkt von 110 auf 60, um reaktiv auf 140 anzusteigen nach Absaugen. Der Pulmonaldruck steigt zu analogen Zeiten von 12 vorher auf 20 gegen Ende des Versuches und fällt dann wieder ab.

Analoge Kurven liefert ein Hund vom 8. VI. nach 3 mg Atropin.

400 ccm Einblähung bewirkt Abfall des Aortendruckes von 100 auf 70 während des Dauerinspiriums. Dann Rückkehr zur Norm; parallel steigt der Pulmonaldruck von 21 auf 30.

1. Ausschaltung des zentrifugalen Vagus.

Wieder ist die erste Aufgabe des Tierexperiments, den zentrifugalen Vagus auszuschalten und den Einfluß dieser Vagusausschaltung auf die

Sekundärreaktion im engeren Sinne, auf Füllungsänderungen des großen Kreislaufs in weiterem Sinn festzustellen.

Daß die Durchschneidung des Halsvagus Sekundär- und Abklemmungsausschlag nicht völlig zu beseitigen braucht, zeigen die Kurven vom 5. IX. 1913 (s. 17. Folge). Drei weitere Beispiele finde ich unter meinen Protokollen, in denen gleichfalls nach Vagusdurchschneidung geringe Schwankungen zurückbleiben (nicht stärker als ein Pendeln um 5—10 Schläge), und erst Injektion von Novokain in die Umgebung der Nervenstämme vernichtet den letzten Rest eines Ausschlages. Nur bei einem Tier genügte die Vagusdurchschneidung, um auch für Abklemmung beider Venae cavae jedes Abweichen von der geraden Pulslinie zu verhindern. So geringfügig die Frequenzbewegungen nach Vagusdurchschneidung an sich sind; der Novokainerfolg beweist, daß noch Nerveneinflüsse bestehen bleiben, sei es von einem nicht durchschnittenen kleinen Vagusast, sei es vom Sympathikus aus.

Wieder hilft nur das Atropin. Ich schildere zunächst die Wirkung kleiner Atropindosen im Tierversuch, wiederum um in Fühlung zu bleiben mit den Atropinbeobachtungen beim Menschen. Wir werden sehen, daß hier wie dort bis zu beträchtlichen Pulssteigerungen hinauf die Frequenzausschläge erhalten bleiben, nur daß wir im Tierversuch den Nachweis erhaltener Vagusreizbarkeit mit Hilfe elektrischer Reizung erbringen können.

Nr. 10. Protokoll vom 24. II. 1914. Hund von $12^1/_2$ kg.

1 Stunde vor Operation 10 ccm 3 $^0/_0$ig M., kurz vorher Äther. Atmung mit 150 ccm 30mal pro Minute.

1. Kurve: Frequenz in leichten Schwankungen um 67 Pulse. Inspiratorischer Stillstand (+ 2) macht initial leichten Anstieg auf 71, exspiratorischer Stillstand (+ $^1/_2$) Verlangsamung auf 60.

2. Kurve: Dauerinspiriumsversuch mit 400 ccm (+ 6) bei 63 Pulsen macht klassischen Sekundärreflex aufgepflanzt auf primären Anfang. Abklemmung 12 Sekunden lang läßt ansteigen auf 155 Pulse. Beide Male reaktiv leichte Verlangsamung.

3. Kurve: Injektion von 1 mg Atropin. 3 Minuten nachher ist die Frequenz 60. Dauerinspiriumsversuch mit 400 ccm (+ 6): Sekundärreflex wie vorher. 5 Minuten post injectionem Abklemmung: Anstieg auf 158, reaktive Verlangsamung auf 40.

4. Kurve: 10 Minuten p. i. Frequenz 67. Dauerinspiriumsversuch mit 400 ccm (+ 5 $^1/_2$): starker Sekundärreflex; Abklemmung 13 Minuten p. i. Anstieg auf 174. Beide Male leichte reaktive Verlangsamung.

5. Kurve: 20 Minuten p. i.: Beginn des Frequenzanstiegs (auf einer Strecke von 10 Minuten von 80 aufwärts auf 130). Der Puls macht große Spontanwellen. Dauerinspiriumsversuch mit 400 ccm (+ 6) 20 Minuten p. i. macht gewaltigen Anstieg, viel stärker als je zuvor mit leichter reaktiver Verlangsamung. Abklemmung 25 Minuten nach Injektion läßt ansteigen von 110 auf 195 Pulse. Reaktive Verlangsamung und Nachschwingen.

6. Kurve: 25 bis 40 Minuten nach Injektion steigt die Frequenz langsam weiter an von 135 auf 150.

Dauerinspiriumsversuch mit 400 ccm (+ 5 $^1/_2$ mm) 30 Minuten p. i. macht Sekundärreflex; Abklemmen 33 Minuten p. i. läßt ansteigen von 148 auf 209. Beide Male analoges Abschwingen.

7. Kurve: Bis 45 Minuten p. i. Weiterklettern des Pulses auf 170. — 400 ccm (+ 6) 40 Minuten nach Injektion: wieder Sekundärausschlag von erheblicher Größe. Abklemmung bedingt Anstieg von 160 auf 208.

8. Kurve: Die Pulsfrequenz ist bei 200 angelangt. Die Vagi werden durchschnitten: beide sind noch reizbar, wenn auch nur wenig. — Dauerinspiriumsversuch mit 400 ccm (+ 6) ändert die Frequenz nicht mehr. Ebensowenig Abklemmung 12 und 18 Sekunden lang.

9. Kurve: Abklemmung beider Venae cavae 18 Sekunden lang läßt die Frequenz absinken von 194 auf 183 für eine Zeit von 12 Sekunden.

Ergebnis: Die Abklemmungsempfindlichkeit erscheint die gleiche vor Atropin wie in den Lähmungsstadien bis zu einem Frequenzanstieg auf 160 Pulse. Der Ausschlag im Dauerinspiriumsversuch wird dagegen größer: offenbar wird mit fortschreitender Vaguslähmung unter den gleichen Bedingungen weniger Blut durch die Lungen gepreßt und die Aortenfüllung verringert.

Wie in diesem Versuch, sind in sechs weiteren Kontrollexperimenten die Frequenzausschläge nach Füllungsverschiebung, speziell nach Abklemmung der Vena cava inferior, durch Atropin zum Schweigen gebracht. Schlagender noch als diese Ausschaltung der halben Blutmenge muß eine Abklemmung beider Venae cavae die nervöse Natur der Frequenzbewegungen illustrieren, wie sie bereits in der letzten Kurve des obigen Protokolls angegeben war: erst war die Vena cava inferior abgeklemmt, dann mit Zeitverlust von 6 Sekunden auch die superior, beide zusammen für 18 Sekunden: dort freilich mit dem Ergebnis einer Verlangsamung um 10 Schläge. Wie kommt diese wenn auch geringe Verlangsamung zustande? Darauf gibt uns das nachfolgende Protokoll Antwort. Es handelt sich um ein Tier mit Sekundärreaktion, bei dem der Vagus mit großer Atropindosis schnell gelähmt wurde.

Nr. 11. Protokoll vom 14. V. 1914. Hündin 10 kg. 1 Stunde vor Injektion 15 ccm Morphium. Äther. Puls vor dem Äther 60 Schläge pro Minute.

1. Kurve: Pulsfrequenz bei Atmung zwischen + 1 mm Inspirium, + $^1/_4$ mm Exspirium 90, bei Erhöhung der Mittellage (Inspirium + $7^1/_2$, Exspirium + $4^1/_2$) Anstieg der Frequenz auf 160. Mit Rückkehr zu den alten Werten alte Pulsfrequenz.

2. Kurve: Dauerinspiriumsversuch 400 ccm (Einblasung + $5^1/_4$) macht Sekundärreaktion mit reaktiver Verlangsamung, 400 ccm ein und aus macht maximale Atemschwankung zwischen 80 und 130 mit reaktiver Pulsbeschleunigung (Sekundärtypus der M. A.).

3. Kurve: Abklemmung 12 Sekunden lang bei 110 Pulsen läßt ansteigen auf 204 Schläge; reaktive Pulsverlangsamung.

4. Kurve: Injektion von 4 mg Atropin: im Anstieg bewirkt Einblasen von 400 ein und aus nur noch minimale Pulsschwankung. Dauerinspiriumsversuch mit 400 ccm (+ $5^1/_4$) macht träge Pulsbeschleunigung gegen Ende, gefolgt von leichter reaktiver Verlangsamung. Abklemmung bei 170 Pulsen 12 Sekunden lang (5 Minuten p. i.): Anstieg auf 234 Schläge; reaktiv Verlangsamung.

5. Kurve: 400 ccm ein und aus bleiben ohne Effekt. Dauerinspiriumsversuch 400 ccm (+ $5^1/_4$) ohne Effekt.

6. Kurve: Abklemmung beider Venae cavae 18 Sekunden lang + 9 Sekunden alleinige Abklemmung der Vena cava inferior ist ohne Frequenzeffekt.

7. Kurve: Erneute Abklemmung beider Venae cavae 18 Sekunden + 6 Sekunden macht reaktiven Pulsanstieg von 220 auf 228 Schläge. Auch spontan kommen Schwankungen vor, z. B. zwischen 222 und 229.

8. Kurve: 2 mg Suprarenin intravenös läßt die Frequenz auf 270 binnen 2 Minuten ansteigen, dann fällt sie allmählich in gerader Linie ab. Während des Abfalls macht Abklemmung beider Venae cavae 18 Sekunden lang + Abklemmung der Inferior 6 Sekunden lang nicht die geringste Abweichung der Frequenzlinie, obwohl der Versuch in kurzen Intervallen wiederholt wird.

9. Kurve: Die Vagi werden frei präpariert. Sie sind elektrisch unerregbar. Jetzt macht bei Frequenz von 210 eine Abklemmung beider Venae cavae 18 Sekunden (+ 6 Sek. V. cava inf.) reaktiv eine Pulsverlangsamung von 210 auf 206 24 Sekunden lang.

Ergebnis: 1. Ein Tier, das gegen Abklemmung überaus empfindlich ist, zeigt auch im Dauerinspiriumsversuch eine lebhafte Füllungsreaktion, aufgepflanzt auf den Lungenvagusreflex. Die Form von Pulsanstieg mit reaktiver Verlangsamung ist identisch.

2. Nachahmung eines einmaligen tiefen Atemzuges: ein- und auspumpen von 400 ccm ohne Pause, läßt eine starke maximale Atemschwankung des Pulses entstehen, gefolgt von einer trägen Frequenzerhöhung, wie wir sie analog auch beim Menschen mit Sekundärreaktion sahen.

3. 3 mg Atropin beseitigen jegliche Frequenzausschläge. Imponierend wirkt die Abklemmung beider Venae cavae: wie beim extremen Valsalva wird das Herz von Schlag zu Schlag kleiner, der Füllung beraubt, die Frequenz aber verläuft in gerader Linie.

4. Das Bild ändert sich bei Wiederholung des Versuchs wenige Minuten später. Jetzt gibt es einen leichten Frequenzanstieg nach Öffnen beider Klemmen. Aber diese Reaktion schwindet wieder nach Suprarenin und erweist sich damit als eine rein muskuläre Frequenzbewegung, ebenso wie der reaktive Frequenzabfall $^1/_4$ Stunde später, nachdem die Suprareninwirkung wieder abgeklungen ist. — Wir sehen also, daß sowohl Pulsbeschleunigung, wie Pulsverlangsamung bei Abklemmung beider Venae cavae als Symptome einer bereits geschwächten Muskelkraft auftreten können.

5. Der Frequenzanstieg auf Suprarenin hin liefert den Beweis, daß der Sympathikus noch intakt sein muß, daß also jenes Schwinden der Frequenzausschläge nicht etwa bedingt sein konnte durch eine zufällige Läsion der Nervi accelerantes.

Die einzige Ausnahme also, in der gänzliche Vagusausschaltung die Frequenz nicht konstant zu halten vermochte, betraf die bereits absterbenden Herzen. Sie verraten sich schon in spontanen Schwankungen der Vaguslähmungsfrequenz. Man darf nicht verkennen, daß diese Ausschaltung beider Venae cavae für ein bereits geschwächtes Myokard eine extreme Schädigung bedeutet. In drei Experimenten kam es über den Versuch zum Exitus des Tieres. In zwei weiteren finde ich reaktiv eine Verlangsamung bis zu 30 Schlägen pro Minute $^1/_2$—1 Minute lang. Wie das Protokoll zeigt, genügen energische Herzmittel, um die muskuläre Unempfindlichkeit wiederherzustellen (siehe auch Folge 18, 2. XII. 1913).

Große Atropindosen beseitigen also Frequenzausschläge selbst derartiger Füllungsänderungen wie sie nach Abklemmung beider Caven resultieren (die Azygos gibt noch Blut her: also völlig leer schlägt das Herz nicht).

2. Beziehungen zu einer zentripetalen Bahn.

Die Rückführung der Frequenzausschläge der Reaktion II und der Abklemmung auf die Füllungsverschiebungen der Aorta legt den Gedanken nahe an eine reflektorische Beziehung auch dieser Frequenzbewegung: um so mehr als Füllungsreflexe bereits bekannt sind. Vom Nervus depressor wissen wir, daß er übermäßige Drucksteigerung in der Aorta reflektorisch mit einer Erschlaffung des Gefäßsystems beantwortet, während er umgekehrt Druckminderung korrigiert mit einer Konstriktion der Vasomotoren, und auch Frequenzausschläge vom Depressor aus sind bekannt. Indes sind diese Frequenzausschläge völlig entgegengesetzt den hier geschilderten, so daß ein Kausalzusammenhang unmöglich ist.

Dagegen ist von physiologischer Seite die Vermutung ausgesprochen (Pagano[1]), daß eine Blutdrucksenkung Frequenzzunahme, Blutdrucksteigerung Frequenzabnahme in sich schließe als Folge einer Reflexwirkung von der Carotis communis aus, die nach Exstirpation des sympathischen Ganglions derselben Seite ausbleibe. Siziliano[2]) spricht von einem dauernden Reflexeinfluß der gespannten Arterie auf das Hemmungszentrum. Eigene Untersuchungen in dieser Richtung habe ich nicht unternommen. Ob es sich hier im eigentlichen Sinne um einen Blutdruckreflex handelt oder vielmehr um einen Füllungsreflex, sei dahingestellt. Ich muß diese Frage nach einer reflektorischen Regulierung der Reaktion offen lassen.

Ein dritter Nerv kommt in Frage, sobald wir vom Sekundärtyp des D.-I.-Versuchs auf einen Valsalva dieses Typus übergehen. Die Versuche beim Menschen zeigten uns ja eine Reaktion II als die häufigste Form des Valsalva; und nun läuft ja auch der Endeffekt aller der Zirkulationshemmnisse, die sich im Valsalva einstellen, gleichfalls hinaus auf eine extreme Minderung der Aortenfüllung. Dem vermehrten Widerstand in den Lungenkapillaren gesellt sich hier das Abklemmen der Vorhöfe und ihrer Zuflüsse, die Hinderung der ventrikulären Diastole. Die gemeinsame Ausschlagsform, wie wir sie finden bei diesem Valsalvatyp und den geschilderten Abklemmungsversuchen der unteren Hohlvene läßt mich in dem Gemeinsamen der verminderten Aortenfüllung den ätiologischen Faktor sehen auch für den Valsalva, gleichviel ob nun diese Reaktion auf einem Reflexwege abläuft oder nicht Indes steht diese Auffassung im Widerspruch zu der Hypothese Knolls[3]), die allgemein angenommen ist, daß die Kompression des Herzens und Reizung eines Vagusastes — das ist der dritte Nerv — der Frequenzbeschleunigung im Valsalva zu beschuldigen sei. Ich will hier über die Experimente Knolls kurz berichten.

---

[1]) Pagano, zitiert nach Nagels Handbuch der Physiologie 1908. B. Hofmann, Die Innervation des Herzens und der Blutgefäße.

[2]) Siciliano, zitiert nach Nagels Handbuch der Physiologie 1908. P. B. Hofmann, Die Innervation des Herzens und der Blutgefäße.

[3]) Knoll, Über die Folgen der Herzkompression. Lotos, Jahrb. f. Naturwissensch. 1888.

Die Beobachtung Einbrodts[1]), daß das lebende Herz schneller schlage, wenn man es zwischen den Fingern drückt, konnte Knoll dahin ergänzen, daß schon ein sanfter Druck bedeutenden Frequenzanstieg machen kann bei geringer begleitender Blutdrucksenkung: auch nach Entfernung des parietalen Perikards. Auf die gleiche Erregung sensibler vagischer Herznerven bezieht er die Frequenzsteigerung, die sich einzustellen pflegt bei Anfüllung des Perikards mit Luft bis zu einem Grade, der den arteriellen Druck so gut wie beseitigt; so daß also Füllungs- und Druckreaktionen ausgelöst wurden genau wie bei Abklemmung der Cava inferior. Welche Rolle die Herzkompression bei den Knollschen Beschleunigungen daneben spielt, ist kaum zu entscheiden.

3. Beziehung zu den Kopfmarkzentren.

Eigene Experimente über den Frequenzeffekt zentraler Zirkulationsänderung im Tierexperiment und seine Ursachen sind durch den Krieg unterbrochen, so daß ich mich hier beschränken muß auf Literaturangaben, und nur kurz als Vermutung das angeben kann, was sich bereits aus dem vorliegenden Material ableiten läßt. Die Einflüsse, die sich bei Abklemmung der Cava inferior geltend machen können in der Medulla oblongata sind einmal die Wirkung der verminderten Ernährung: Sauerstoffmangel oder Kohlensäureüberladung, angreifend sowohl am Vaguszentrum wie am Vasomotorenzentrum, wie endlich am Akzeleratorenzentrum, zum anderen die an die Füllungsdifferenzen sich anschließende Blutdrucksenkung und Blutdrucksteigerung in ihrer mittelbaren Einwirkung auf das Vaguszentrum (eventuell auf dem Umweg über das Vasomotorenzentrum).

Um mit dieser mechanischen Wirkung der Füllungsverschiebung zu beginnen, mit der Blutdruckwirkung also, so wissen wir, daß Blutdrucksenkung die Pulsfrequenz erhöht, Druckanstieg das Hemmungszentrum reizt (François Franc u. a.). Nun ging schon aus den 3 Druckexperimenten vom 11. 6. 14, 12. 6. 14. und 13. 6. 14. hervor, daß die Füllungsabnahme um die Hälfte nicht einfach mechanisch · auch den Blutdruck halbiert: nur nach Atropin sind die Abfallzahlen groß, also nach Lähmung des Vasomotorius.

Canis	11. 6. 14.	Abfall	von	130	auf	55,	reaktiv	130	ccm	Wasser
„	12. 6. 14.	„	„	125	„	60,	„	125	„	„
„	13. 6. 14.	„	„	160	„	95,	„	165	„	„

Vor Atropin lauten die Zahlen dagegen:

Canis	11. 6. 14.	Abfall	von	130	auf	100,	reaktiv	145	ccm	Wasser
„	12. 6. 14.	„	„	135	„	80	„	170	„	„
„	13. 6. 14.	„	„	135	„	125	„	160	„	„

Hier findet also Druckkorrektur statt (dyspnoische Vasokonstriktorenreizung?). Trotzdem wird man berechtigt sein, den Frequenzanstieg

[1]) Einbrodt, Über den Einfluß der Atombewegungen auf Herzschlag und Blutdruck 1860.

auf diese Druckminderung zu beziehen. — Reaktiv erfolgt vor Atropin ein Druckanstieg der nach Atropin ausbleibt. Auch dieser Druckanstieg, der wiederum auf die Frequenz zurückwirkt, wird zum Teil mechanisch bedingt sein. Die lange Dauer des Druckanstieges beim Canis vom 12. 6. 14 (2 Minuten lang) erfordert freilich noch andere Erklärungsmomente.

Zweitens: unter den nutritiven Einflüssen der Füllungsverschiebungen kommt die größte Bedeutung zu nicht der Ernährungsstörung selbst für die Zeit ihrer Dauer, als vielmehr dem Wiederbeginn der Arterialisierung. S. Mayer [1]) fand nach Verschließung der vier Hirnarterien auf 10—20 Sekunden als Reaktion auf den frischen Blutstrom die gleiche Erregung terminaler Nervensubstanz wie in anderen Gehirnprovinzen so auch im Kopfmark: Vasomotorenzentrum und Vaguszentrum wurden energisch gereizt. Auf diese Vagusreizung führt Knoll die reaktive Verlangsamung nach Herzkompression und nach dem Valsalva zurück.

So weit die Literatur. — Es sei hier eine Besprechung der CO_2-Versuche angeschlossen, deren Beziehung zu den Kopfmarkzentren bereits erörtert war. Vorwiegend sehen wir das Atemzentrum getroffen, außerdem nahm während der Zuleitung der CO_2 der Vagustonus zu, und vom vasomotorischen Zentrum ist das gleiche anzunehmen (Hendersson). Im Übergang von Hypokapnie zur Hyperkapnie und umgekehrt gab es eine Phase erhöhter Lähmbarkeit. Ob es sich hier ausschließlich um zentrale Wirkungen handelt, ist nicht sicher zu entscheiden; daß aber zentrale Wirkungen vorliegen, dafür dürfte genügend Anhalt gegeben sein.

Ich betrachte zunächst isoliert die Abklemmungskurven bei einer Dauer von 12 Sekunden; Kurven, die ihrem Typus nach bisher geschildert wurden als ein Ansteigen der Frequenz während des Abklemmens der Cava inferior und als ein reaktives Absinken unter die Ausgangsfrequenz nach Klemmenöffnung, ein Typ, wie er sich unter 28 Experimenten 17 mal findet. Die übrigen Beispiele zeigen ein Fortdauern des Frequenzanstieges noch bis maximal 12 Sekunden über die Klemmenöffnung hinaus und dann erst die reaktive Verlangsamung; oder aber ein völliges Ausbleiben des Pulsabfalles.

Diese Differenzen im Ausfall werden verständlich bei Betrachtung der Kohlensäureversuche. Ich zitiere ein Experiment vom 10. 6. 1914, in dem bei 12 Sekunden langer Abklemmung ein Anstieg von 110 auf 240 bewirkt wird, dieser höchste Punkt von 240 aber erst 12 Sekunden nach Klemmenöffnung erreicht ist und reaktiv nur ganz träge die Kurve sich senkt. So ist es vor Kohlensäure und in der Nachwirkung (170 auf 240). Während der Kohlensäureatmung dagegen gibt es eine Verlangsamung im Moment der Klemmenöffnung vom üblichen Typus. Die Ausschlagsgröße ist jetzt beträchtlich verringert (110 auf 135, reaktiv 92).

---

[1]) S. Mayer, Über ein Gesetz der Erregung terminaler Nervensubstanzen. Sitzungsberichte der Kaiserlichen Akademie der Wissenschaften. Wien. Mathem. naturwiss. Klasse. 81. Bd. Jahrg. 1880.

Die Formdifferenzen erklären sich also aus einer Überempfindlichkeit gegen die Lähmungsquote, die bei starker tachykardischer Disposition es zur Pulsverlangsamung überhaupt nicht kommen läßt.

Das Beispiel zeigt aber noch ein weiteres: daß auch die Ausschlaggröße sich (vermutlich von den Zentren aus) modifizieren läßt. Vier weitere Experimente bringen die Bestätigung.

Abklemmung 12 Sek.

	vor CO_2	während CO_2	nach CO_2-Zufuhr
11. VI. 1914	90 auf 190 reaktiv 65	95 auf 150 reaktiv 40 puls. resp.: 110: 85 | 150: 97 | 100 : 40	130 auf 240 reaktiv 90
6. VI. 1914	40 auf 59 reaktiv 40	28: 60 | 28: 60 | 28 : 60	nicht geprüft
13. VI. 1914	70 auf 120 reaktiv 52 60: 77 | 96: 125 | 42: 76	40: 120 | 40: 120 | 38: 110	55: 100 | 58: 120 | 48: 88 späteres Stadium: 56 auf 110 reaktiv 50
12. VI. 1914	140 auf 175 (träge) reaktiv 120	nicht geprüft	von 110 auf 195 lange hoch keine Verlangs.

Wir sehen hier durchweg als Wirkung der Kohlensäurereizung eine Verringerung der Abklemmungsempfindlichkeit, die so weit geht, daß im Experiment vom 6. VI. ein Effekt gar nicht mehr zu erkennen ist, am 13. VI. nur eine minimale reaktive Verlangsamung bestehen bleibt; umgekehrt ist in der Nachwirkung die Neigung zur Beschleunigung extrem. Die verschiedene Empfindlichkeit wird vielleicht am deutlichsten beim Vergleich von Tieren mit gleicher Pulsgrundlage:

von	70	Pulsen	auf	105	am	2. XII. 1913		
			,,	120	,,	13. VI. 1914	(reakt.	52)
			,,	132	,,	5. IX. 1913	(,,	51)
,,	90	,,	,,	140	,,	28. II. 1914	(,,	75)
			,,	190	,,	11. VI. 1914	(,,	65)
,,	110	,,	,,	170	,,	29. X. 1913	(,,	91)
			,,	240	,,	14. V. 1914	(,,	90)
,,	200	,,	,,	225	,,	4. VI. 1914	(,,	84)
			,,	240	,,	20. III. 1914	(,,	nihil.)

Eine zweite Aufgabe wird sein, die Abklemmungskurven in eine engere Beziehung zur Reaktion I und Reaktion II zu stellen als es bisher geschehen ist. Zunächst zur Reaktion II. Mein Material besteht in 11 Tierexperimenten, deren Vergleichskurven eine schlagende Ähnlichkeit erkennen lassen; 3 sind reproduziert (siehe 16. Folge, Canis vom 5. IX. 13 17. Folge, Canis vom 4. VI. 14; 23. Folge, Canis vom 11. VI. 14). Unter diesen Tieren hatten drei hohe Pulsfrequenzen nahe der Vaguslähmungsfrequenz, zwei davon zeigten recht beträchtliche reaktive Verlangsamung. — Sonst finden wir Ausgangsfrequenzen in allen Stufen bis hinab zu 80 Pulsen. — Einer ausführlichen Besprechung bedarf hier lediglich das eben zitierte Experiment vom 24. II. 14, das die Reaktion II im Vergleich zur Abklemmungskurve unter Atropin zeigt. Der Abklemmungsausschlag ändert sich, wie eben schon angedeutet, nicht, die Reaktion II dagegen nimmt gewaltig zu, obwohl die physikalischen Voraussetzungen der Lungenversuche, wie die Druckwerte zeigen, absolut die gleichen bleiben bis zum Ende des Versuches. Woher diese Empfindlichkeitssteigerung, die nicht unmittelbar zentral sein kann, denn sonst müßten ja auch die Abklemmungskurven eine Steigerung erfahren? Als Erklärungsmöglichkeit erwähne ich Änderungen in der Qualität des Herzmuskels, speziell des rechten Herzens dergestalt, daß gegen den gleichen Widerstand im gleichen Kreislauf das atropinisierte Herz nicht mehr die gleiche Kraft aufbringt, so daß also eine größere Füllungsdifferenz im großen Kreislauf sich ergibt.

Endlich der Vergleich zwischen Reaktion I und Abklemmungseffekt. Es finden sich unter 17 Tieren 8 mit hoher Ausgangsfrequenz, speziell 3 mit Vaguslähmungsfrequenz. Auch bei diesen Beispielen schließt die hohe Ausgangsfrequenz beim Abklemmungsversuch nicht die klassische reaktive Verlangsamung aus.

14. XI. 1913 von 180 auf 210, reaktiv 115.

5. XI. 1913 von 200 auf 208, reaktiv 155, Lähmungsfrequenz 210.

Doch zeigt sich bei drei Tieren, daß die Reaktion I vorhanden sein kann und zwar ganz erheblich (5. XII. 1913), während Abklemmung nicht den geringsten Einfluß hat. Einmal sogar Abklemmung beider Venae cavae. — Ein Tier vom 8. VI. 1914 ist mit Physostigmin behandelt und hat (elektrisch) extrem reizbare periphere Vagi. Aber auch bei den anderen Tieren ergibt sich aus dem Ausfall der Reaktion I, daß der periphere Vagus intakt sein muß und ebenso Atem- wie Vaguszentrum. Lähmung des Vasomotorenzentrums liegt nahe, soweit nicht doch während der Abklemmung (zentrale oder periphere) Vaguslähmung eingetreten ist.

Was die niedrigeren Ausgangsfrequenzen anlangt, so läßt sich generell sagen, daß sich bei Tieren, die für den Lungenvagusreflex stark empfindlich waren, selten eine starke Abklemmungsempfindlichkeit vorfand; und daß andererseits bei einer Steigerung der Abklemmungsempfindlichkeit in der Nachwirkung der Kohlensäure bei 2 Tieren eine Umwandlung aus der Reaktion I in die Reaktion II zu beobachten war.

Damit bestätigt sich, was wir in den Menschenversuchen bereits erlebten: die Reaktionstypen stellen an sich nichts Starres dar, sondern lassen sich modeln, ineinander überführen durch Änderung bestimmter Versuchsbedingungen.

Für die Beurteilung der beiden Reaktionen ergaben sich in diesem Abschnitt folgende Gesichtspunkte:

1. Die inspiratorische Beschleunigung der Primärreaktion tritt auf sowohl unter gleichzeitigem Druckanstieg wie unter Druckabfall: so daß auch aus diesem Grunde eine Abhängigkeit von Füllung und Druckverhältnissen unwahrscheinlich wird.

2. Die Druckverhältnisse in der Aorta während der Sekundärreaktion decken sich mit denen des Abklemmungsversuches. Der Abklemmungsversuch ist also versuchstechnisch ein Äquivalent für die Sekundärreaktion des D.-I.-Versuches mit dem Vorteil der quantitativen Dosierbarkeit.

3. Ausschaltung des Herzvagus brachte auch die Abklemmungsausschläge zum Schwinden.

4. Eine Empfindlichkeitsänderung des Empfangssystems unter CO_2-Wirkung änderte Ausschlagsgröße und Form der Abklemmungsausschläge. Diese Skala der Ausschlagsformen erläuterte die wechselnden Befunde bei Vergleich von Tier zu Tier.